彩色图解

本草纲目

张东◎主编

U0304624

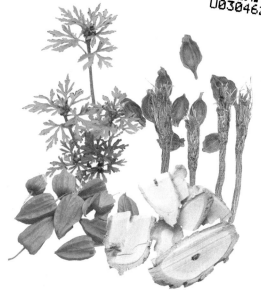

吉林科学技术出版社

图书在版编目（CIP）数据

彩色图解本草纲目 / 张东主编 . -- 长春 : 吉林科
学技术出版社，2022.6
ISBN 978-7-5578-8994-4

Ⅰ . ①彩… Ⅱ . ①张… Ⅲ . ①《本草纲目》—图解
Ⅳ . ① R281.3-64

中国版本图书馆 CIP 数据核字（2021）第 237184 号

彩色图解本草纲目
CAISE TUJIE BENCAO GANGMU

主　　编　张　东
出 版 人　宛　霞
责任编辑　孟　盟
助理编辑　王耀刚
封面设计　冬　凡
幅面尺寸　160 mm × 220 mm
开　　本　16
印　　张　16
字　　数　267 千字
页　　数　256
印　　数　70 001-80 000 册
版　　次　2022 年 6 月第 1 版
印　　次　2023 年 6 月第 4 次印刷

出　　版　吉林科学技术出版社
发　　行　吉林科学技术出版社
地　　址　长春市福祉大路 5788 号出版大厦 A 座
邮　　编　130118
发行部传真 / 电话　0431-81629529　81629530　81629231
　　　　　　　　　　81629532　81629533　81629534
储运部电话　0431-86059116
编辑部电话　0431-81629380
印　　刷　三河市万龙印装有限公司

书　　号　ISBN 978-7-5578-8994-4
定　　价　45.00 元

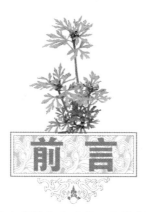

前言

《本草纲目》是中国古代本草学集大成者，也是中国最具世界性影响的药学及博物学巨典。它的作者李时珍是明朝医药学家，祖父和父亲都是当地名医。李时珍天资聪颖，自幼熟读儒家经典，14岁时考中秀才。后来受父亲影响，放弃科举考试，一心随父学医。李时珍白天跟父亲行医治病，晚上在油灯下熟读《黄帝内经》《神农本草经》《伤寒杂病论》《脉经》等古典医学著作。多年的临床实践使李时珍懂得，作为一名医生，不仅要懂医理也要懂药理。如果把药物的形态和性能搞错了，就会闹出人命。他在阅读《神农本草经》的基础上，仔细地阅读了南朝齐、梁时期陶弘景著的《本草经集注》、唐代的《新修本草》、宋代的《开宝本草》《经史证类备急本草》《本草衍义》等。在阅读中发现了前人本草著作中的诸多错误，于是立志重新编撰一部本草著作。为了写成这部书，他穷尽毕生精力，广收博采，历时近30年，几易其稿，终于完成《本草纲目》。

《本草纲目》成书后四百多年来成为医家、读书人必修之圣典，成为普通百姓活命养生的医药宝库。《本草纲目》共52卷，载有药物1892种，收集药方1万余个，书中附图1100多幅，约190万字，分为16部、60类。书中对药物的分类改变了此前本草学著作中上、中、下三品分类法，采取了"析族区类，振纲分目"的科学分类。它把药物分为矿物药、植物药、动物药、其他药。其中植物药一类，根据植物的性能、形态及其生长的环境，区别为草部、谷部、菜部、果部、木部五部；草部又分为山草、芳草、毒草、水草、蔓草、石草等小类。动物一类，按低级向高级进化的顺序排列为虫部、鳞部、介部、禽部、兽部、人部六部。这种分类法，已经过渡到按自然演化的系统来进行。从无机到有机，从简单到复杂，从低级到高级，这种分类法明显含有生物进化的思想，受到达尔文的高度重视。每种药物分列释名（确定名称）、集解（叙述产地）、正误（更正过去文献的错误）、修治（炮制方法）、气味、主治、发明、附方（收集民间流传的药方）等项。

　　本书以金陵古本为蓝本，本着取古人之要义、为现代人所实用的原则，删繁就简，精选精校，辑录精华，保留了至今常见常用的本草，及切实有效的附方，再现天下第一药典之精华，指导今人认识本草。本书仿金陵版古图风格，精心绘制了近200幅彩图，生动、逼真地再现了近200种药材的植物形态，读者可按图索骥，准确辨识药材，具有很强的实用性。同时，还用图片的形式清晰明了地诠释了原著中的一些中医用药理论，帮助毫无中医基础的读者轻松理解《本草纲目》。本书不仅是家庭常备药典，也是传统中医药研究爱好者的典藏之选。

　　值得提醒的是，本书是中医药知识普及读本，读者切勿自己按书抓药、配方，患病一定去医院，遵医嘱，以免造成不良后果。另外，书中的方剂，是古医书中所载原方，一则其中的某些中药现代研究证实有毒性，如2015年版《中华人民共和国药典》收载的618种中药材及饮片中，标注有毒者83种。其中，大毒10种，有毒42种，小毒31种。大毒者如川乌、马钱子、巴豆、草乌等，有毒者如甘遂、仙茅、白果、雄黄等，小毒者如艾叶、苦杏仁、大皂角、吴茱萸等。二则其用量为古代用量，故会有半斤、半升、几两等剂量出现，我们这里只是展示原方剂。

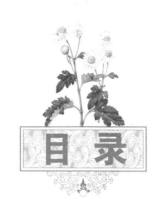

目 录

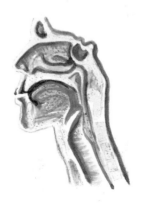

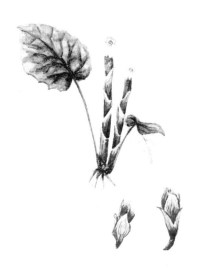

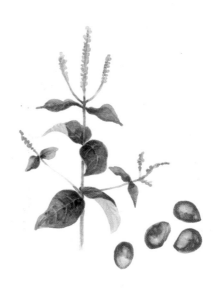

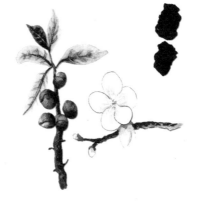

序例

本草纲目

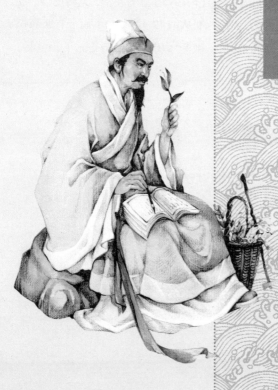

七方

〔岐伯曰〕气有多少，形有盛衰，治有缓急，方有大小。又曰：病有远近，证有中外，治有轻重。近者奇之，远者偶之。汗不以奇，下不以偶。补上治上制以缓，补下治下制以急。近而奇偶，制小其服；远而奇偶，制大其服。大则数少，小则数多。多则九之，少则二之。奇之不去则偶之，偶之不去则反佐以取之，所谓寒热温凉，反从其病也。

〔王冰曰〕脏位有高下，腑气有远近，病证有表里，药用有轻重。单方为奇，复方为偶。心肺为近，肝肾为远，脾胃居中。肠膲胞胆，亦有远近。识见高远，权以合宜。方奇而分两偶，方偶而分两奇。近而偶制，多数服之；远而奇制，少数服之。则肺服九，心服七，脾服五，肝服三，肾服一，为常制也。方与其重也宁轻，与其毒也宁善，与其大也宁小。是以奇方不去，偶方主之；偶方不去，则反佐以同病之气而取之。夫微小之热，折之以寒；微小之冷，消之以热。甚大寒热，则必能与异气相格。声不同不相应，气不同不相合。是以反其佐以同其气，复令寒热参合，使其始同终异也。

〔时珍曰〕逆者正治，从者反治。反佐，即从治也。谓热在下而上有寒邪拒格，则寒药中入热药为佐，下膈之后，

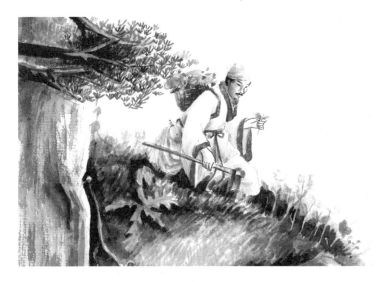

采药

热气既散，寒性随发也。寒在下而上有浮火拒格，则热药中入寒药为佐，下膈之后，寒气既消，热性随发也。此寒因热用，热因寒用之妙也。温凉仿此。

〔完素曰〕流变在乎病，主病在乎方，制方在乎人。方有七：大、小、缓、急、奇、偶、复也。制方之体，本于气味。寒、热、温、凉，四气生于天；酸、苦、辛、咸、甘、淡，六味成于地。是以有形为味，无形为气。气为阳，味为阴。辛甘发散为阳，酸苦涌泄为阴；咸味涌泄为阴，淡味渗泄为阳。或收或散，或缓或急，或燥或润，或软或坚，各随脏腑之证，而施药之品味，乃分七方之制也。故奇、偶、复者，三方也。大、小、缓、急者，四制之法也。故曰：治有缓急，方有大小。

【大方】

〔岐伯曰〕君一臣二佐九，制之大也。君一臣三佐五，制之中也。君一臣二，制之小也。又曰：远而奇偶，制大其服，近而奇偶，制小其服。大则数少，小则数多。多则九之，少则二之。

〔完素曰〕身表为远，里为近。大小者，制奇偶之法也。假如小承气汤、调胃承气汤，奇之小方也；大承气汤、抵当汤，奇之大方也，所谓因其攻里而用之也。

〔张从正曰〕大方有二：有君一臣三佐九之大方，病有兼证而邪不一，不可以一二味治者宜之；有分两大而顿服之大方，肝肾及下部之病道远者宜之。王太仆以心肺为近，肾肝为远，脾胃为中。刘河间以身表为远，身里为近。以予观之，身半以上其气三，天之分也。身半以下其气三，地之分也。中脘，人之分也。

【小方】

〔从正曰〕小方有二：有君一臣二之小方，病无兼证，邪气专一，可一二味治者宜之；有分两少而频服之小方，心肺及在上之病者宜之，徐徐细呷是也。

〔完素曰〕肝肾位远，数多则其气缓，不能速达于下；必大剂而数少，取其迅急下走也。心肺位近，数少则其气急下走，不能升发于上；必小剂而数多，取其易散而上行也。王氏所谓肺服九、心服七、脾服五、肝服三、肾服一，乃五脏生成之数也。

【缓方】

〔岐伯曰〕补上治上制以缓，补下治下制以急，急则气味厚，缓则气味薄，适其病所，远而中道气味之者，食而过之，无越其制度也。

〔王冰曰〕假如病在肾而心气不足，服药宜急过之，不以气味饲心，肾药凌心，心复益衰矣。余上下远近例同。

〔完素曰〕圣人治上不犯下，治下不犯上，治中上下俱无犯。故曰：诛伐无过，命曰大惑。

〔好古曰〕治上必妨下，治表必连里。用黄芩以治肺必妨脾，用苁蓉以治肾必妨心，服干姜以治中必僭上，服附子以补火必涸水。

〔从正曰〕缓方有五：有甘以缓之之方，甘草、糖、蜜之属是也，病在胸膈，取其留恋也。有丸以缓之之方，比之汤散，其行迟慢也。有品件众多之缓方，药众则递相拘制，不得各骋其性也。有无毒治病之缓方，无毒则性纯功缓也。有气味俱薄之缓方，气味薄则长于补上治上，比至其下，药力已衰矣。

【急方】

〔完素曰〕味厚者为阴，味薄者为阴中之阳；故味厚则下泄，味薄则通气。气厚者为阳，气薄为阳中之阴，故气厚则发热，气薄则发汗是也。

〔好古曰〕治主宜缓，缓则治其本也；治客宜急，急则治其标也。表里汗下，皆有所当缓、所当急。

〔从正曰〕急方有四：有急病急攻之急方，中风关格之病是也。有汤散荡涤之急方，下咽易散而行速也。有毒药之急方，毒性能上涌下泄以夺病势也。有气味俱厚之急方，气味俱厚，直趋于下而力不衰也。

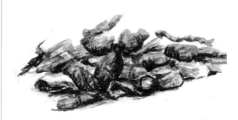

药材

【奇方】

〔王冰曰〕单方也。

〔从正曰〕奇方有二：有独用一物之奇方，病在上而近者宜之。有药合阳数一、三、五、七、九之奇方，宜下不宜汗。

〔完素曰〕假如小承气，奇之小方也；大承气、抵当汤，奇之大方也，所谓因其攻下而为之也。桂枝、麻黄，偶之小方也；葛根、青龙，偶之大方也，所谓因其发散而用之也。

【偶方】

〔从正曰〕偶方有三：有两味相配之偶方，有古之二方相合之偶方，古谓之复方，皆病在下而远者宜之。有药合阴数二、四、六、八、十之偶方，宜汗不宜下。

【复方】

〔岐伯曰〕奇之不去则偶之，是谓重方。

〔好古曰〕奇之不去复以偶，偶之不去复以奇，故曰复。复者，再也，重也。所谓十补一泄，数泄一补也。又伤寒见风脉，伤风得寒脉，为脉证不相应，宜以复方主之。

〔从正曰〕复方有三：有二方、三方及数方相合之复方，如桂枝二越婢一汤、五积散之属是也。有本方之外别加余药，如调胃承气加连翘、薄荷、黄芩、栀子为凉膈散之属是也。有分两均齐之复方，如胃风汤各等分之属是也。王太仆以偶为复方，今七方有偶又有复，岂非偶乃二方相合，复乃数方相合之谓乎？

十剂

〔徐之才曰〕药有宣、通、补、泄、轻、重、涩、滑、燥、湿十种，是药之大体，而本经不言，后人未述。凡用药者，审而详之，则靡所遗失矣。

【宣剂】

〔之才曰〕宣可去壅，生姜、橘皮之属是也。

〔杲曰〕外感六淫之邪，欲传入里，三阴实而不受，逆于胸中，天分气分窒塞不通，而或哕或呕，所谓壅也。三阴者，脾也。故必破气药，如姜、橘、藿香、半夏之类，泻其壅塞。

〔完素曰〕郁而不散为壅，必宣以散之，如痞满不通之类是矣。攻其里，则宣者上也，泄者下也。涌剂则瓜蒂、栀子之属是矣。发汗通表亦同。

〔好古曰〕经有五郁：木郁达之，火郁发之，土郁夺之，金郁泄之，水郁折之，皆宣也。

〔时珍曰〕壅者，塞也；宣者，布也，散也。郁塞之病，不升不降，传化失常。或郁久生病，或病久生郁。必药以宣布敷散之，如承流宣化之意，不独涌越为宣也。是以气郁有余，则香附、抚芎之属以开之，不足则补中益气以运之。火郁微则山栀、青黛以散之，甚则升阳解肌以发之。湿郁微则苍术、白芷之属以燥之，甚则风药以胜之。痰郁微则南星、橘皮之属以化之，甚则瓜蒂、藜芦之属以涌之。血郁微则桃仁、红花以行之，甚则或吐或利以逐之。食郁微则山楂、神曲以消之，甚则上涌下利以去之，皆宣剂也。

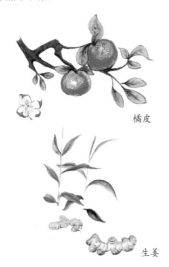

橘皮

生姜

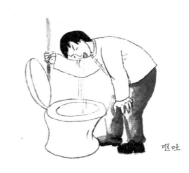

呕吐

宣剂泻壅

【重剂】

〔之才曰〕重可去怯，磁石、铁粉之属是也。

〔从正曰〕重者，镇缒之谓也。怯则气浮，如丧神守，而惊悸气上，朱砂、水银、沉香、黄丹、寒水石之伦，皆体重也。久病咳嗽，涎潮于上，形羸不可攻者，以此缒之。《经》云：重者，因而减之。贵其渐也。

〔时珍曰〕重剂凡四：有惊则气乱，而魂气飞扬，如丧神守者；有怒则气逆，而肝火激烈，病狂善怒者，并铁粉、雄黄之类以平其肝。有神不守舍，而多惊健忘、迷惑不宁者，宜朱砂、紫石英之类以镇其心。有恐则气下，精志失守而畏，如人将捕者，宜磁石、沉香之类以安其肾。大抵重剂压浮火而坠痰涎，不独治怯也。故诸风掉眩及惊痫痰喘之病，

吐逆不止及反胃之病，皆浮火痰涎为害，俱宜重剂以坠之。

【轻剂】

〔之才曰〕轻可去实，麻黄、葛根之属是也。

〔从正曰〕风寒之邪，始客皮肤，头痛身热，宜解其表，《内经》所谓轻而扬之也。痈疮疥痤，俱宜解表，汗以泄之，毒以熏之，皆轻剂也。凡熏洗蒸灸，熨烙刺砭，导引按摩，皆汗法也。

〔时珍曰〕当作轻可去闭。有表闭里闭，上闭下闭。表闭者，风寒伤营，腠理闭密，阳气怫郁，不能外出，而为发热、恶寒、头痛、脊强诸病，宜轻扬之剂发其汗，而表自解也。里闭者，火热郁抑，津液不行，皮肤干闭，而为肌热、烦热、头痛、目肿、昏瞀、疮疡诸病，

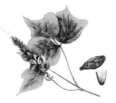

葛根

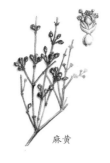

麻黄

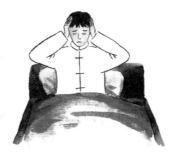

头痛

轻剂发汗

宜轻扬之剂以解其肌，而火自散也。上闭有二：一则外寒内热，上焦气闭，发为咽喉闭痛之证，宜辛凉之剂以扬散之，则闭自开。一则饮食寒冷抑遏阳气在下，发为胸膈痞满闭塞之证，宜扬其清而抑其浊，则痞自泰也。下闭亦有二：有阳气陷下，发为里急后重，数至圊而不行之证，但升其阳而大便自顺，所谓下者举之也。有燥热伤肺，金气愤郁，窍闭于上，而膀胱闭于下，为小便不利之证，以升麻之类探而吐之，上窍通而小便自利矣，所谓病在下取之上也。

【滑剂】

〔之才曰〕滑可去着，冬葵子、榆白皮之属是也。

〔完素曰〕涩则气着，必滑剂以利之。滑能养窍，故润利也。

〔从正曰〕大便燥结，宜麻仁、郁李之类；小便淋沥，宜葵子、滑石之类。前后不通，两阴俱闭也，名曰三焦约。约者，束也。宜先以滑剂润养其燥，然后攻之。

〔时珍曰〕着者，有形之邪，留着于经络脏腑之间也，便尿浊带、痰涎、胞胎、痈肿之类是矣。皆宜滑药以引去其留着之物。此与木通、猪苓通以去滞相类而不同。木通、猪苓，淡泄之物，去湿热无形之邪；葵子、榆皮，甘滑之类，去湿热有形之邪。故彼曰滞，此曰着也。大便涩者，菠薐、牵牛之属；小便涩者，车前、榆皮之属；精窍涩者，黄檗、葵花之属；胞胎涩者，黄葵子、王不留行之属；引痰涎自小便去者，则半夏、茯苓之属；引疮毒自小便去者，则五叶藤、萱草根之属，皆滑剂也。

【补剂】

〔之才曰〕补可去弱，人参、羊肉之属是也。

〔杲曰〕人参甘温，能补气虚；羊肉甘热，能补血虚。羊肉补形，人参补气，凡气味与二药同者皆是也。

〔从正曰〕五脏各有补泻，五味各补其脏，有表虚、里虚、上虚、下虚、阴虚、阳虚、气虚、血虚。《经》曰：精不足者补之以味，形不足者补之以气。五谷、五菜、五果、五肉，皆补养之物也。

〔时珍曰〕《经》云：不足者补之。又云：虚则补其母。生姜之辛补肝，炒盐之咸补心，甘草之甘补脾，五味子之酸补肺，黄檗之苦补肾。又如茯神之补

心气，生地黄之补心血；人参之补脾气，白芍药之补脾血；黄芪之补肺气，阿胶之补肺血；杜仲之补肾气，熟地黄之补肾血；芎䓖之补肝气，当归之补肝血之类，皆补剂。

【润剂】

〔之才曰〕湿可去枯，白石英、紫石英之属是也。

〔完素曰〕津耗为枯。五脏痿弱，荣卫涸流，必湿剂以润之。

〔从正曰〕湿者，润湿也。虽与滑类，少有不同。《经》云辛以润之，辛能走气、能化液故也。盐、消味虽咸，属真阴之水，诚濡枯之上药也。人有枯涸皴揭之病，非独金化，盖有火以乘之，故非湿剂不能愈。

〔好古曰〕有减气而枯，有减血

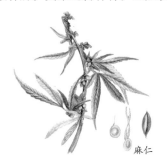

麻仁

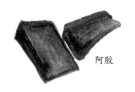

阿胶

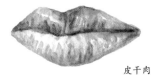

皮干肉燥

润剂去枯

而枯。

〔时珍曰〕湿剂当作润剂。枯者燥也。阳明燥金之化，秋令也，风热怫甚，则血液枯涸而为燥病。上燥则渴，下燥则结，筋燥则强，皮燥则揭，肉燥则裂，骨燥则枯，肺燥则痿，肾燥则消。凡麻仁、阿胶膏润之属，皆润剂也。养血则当归、地黄之属，生津则麦门冬、栝楼根之属，益精则苁蓉、枸杞之属。

【通剂】

〔之才曰〕通可去滞，通草、防己之属是也。

〔从正曰〕通者，流通也。前后不得溲便，宜木通、海金沙、琥珀、大黄之属通之。痹痛郁滞，经隧不利，亦宜通之。

〔时珍曰〕滞，留滞也。湿热之邪留于气分，而为痛痹癃闭者，宜淡味之药上助肺气下降，通其小便，而泄气中之滞，木通、猪苓之类是也。湿热之邪留于血分，而为痹痛肿注、二便不通者，宜苦寒之药下引，通其前后，而泄血中之滞，防己之类是也。《经》曰味薄者通，故淡味之药谓之通剂。

【泄剂】

〔之才曰〕泄可去闭，葶苈、大黄之属是也。

〔杲曰〕葶苈苦寒，气味俱厚，不减

大黄，能泄肺中之闭，又泄大肠。大黄走而不守，能泄血闭肠胃渣秽之物。一泄气闭利小便，一泄血闭利大便。凡与二药同者皆然。

〔从正曰〕实则泻之。诸痛为实，痛随利减。芒硝、大黄、牵牛、甘遂、巴豆之属，皆泻剂也。其催生下乳，磨积逐水，破经泄气，凡下行者，皆下法也。

〔时珍曰〕去闭当作去实。《经》云实者泻之，实则泻其子，是矣。五脏五味皆有泻，不独葶苈、大黄也。肝实泻以芍药之酸，心实泻以甘草之甘，脾实泻以黄连之苦，肺实泻以石膏之辛，肾实泻以泽泻之咸，是矣。

【涩剂】

〔之才曰〕涩可去脱，牡蛎、龙骨之属是也。

〔完素曰〕滑则气脱，如开肠洞泄，便溺遗失之类，必涩剂以收敛之。

〔从正曰〕寝汗不禁，涩以麻黄根、防风。滑泄不已，涩以豆蔻、枯矾、木贼、罂粟壳。喘嗽上奔，涩以乌梅、诃子。凡酸味同乎涩者，收敛之义也。

〔时珍曰〕脱者，气脱也，血脱也，精脱也，神脱也。脱则散而不收，故用酸涩温平之药，以敛其耗散。汗出亡阳，精滑不禁，泄痢不止，大便不固，小便自遗，久嗽亡津，皆气脱也。下血不已，崩中暴下，诸大亡血，皆血脱也。牡蛎、龙骨、海螵蛸、五倍子、五味子、乌梅、榴皮、诃黎勒、罂粟壳、莲房、棕灰、赤石脂、麻黄根之类，皆涩药也。气脱兼以气药，血脱兼以血药及兼气药，气者血之帅也。脱阳者见鬼，脱阴者目盲，此神脱也，非涩药所能收也。

【燥剂】

〔之才曰〕燥可去湿，桑白皮、赤小豆之属是也。

〔完素曰〕湿气淫胜，肿满脾湿，必燥剂以除之，桑皮之属。湿胜于上，以苦吐之，以淡渗之是也。

〔从正曰〕积寒久冷，吐利腥秽，上下所出水液澄澈清冷，此大寒之病，宜姜、附、胡椒辈以燥之。若病湿气，则白术、陈皮、木香、苍术之属除之，亦燥剂也。而黄连、黄檗、栀子、大黄，其味皆苦，苦属火，皆能燥湿，此《内经》之本旨也，岂独姜、附之俦为燥剂乎。

〔好古曰〕湿有在上、在中、在下、在经、在皮、在里。

〔时珍曰〕湿有外感，有内伤。外感之湿，雨露岚雾地气水湿，袭于皮肉筋骨经络之间；内伤之湿，生于水饮酒食及脾弱肾强，固不可一例言也。故风药可以胜湿，燥药可以除湿，淡药可以渗湿，泄小便可以引湿，利大便可以逐湿，吐痰涎可以祛湿。湿而有热，苦寒之剂燥之；湿而有寒，辛热之剂燥之，不独桑皮、小豆为燥剂也。湿去则燥，故谓之燥。

〔刘完素曰〕制方之体，欲成七方十剂之用者，必本于气味也。寒、热、温、凉，四气生于天；酸、苦、辛、咸、甘、淡，六味成乎地。是以有形为味，无形为气。气为阳，味为阴。阳气出上窍，阴味出下窍。气化则精生，味化则形长。故地产养形，形不足者温之以气；天产养精，精不足者补之以味。辛甘发散为阳，酸苦涌泄为阴；咸味涌泄为阴，淡味渗泄为阳。辛散、酸收、甘缓、苦坚、咸软，各随五脏之病，而制药性之品味。故方有七，剂有十。方不七，不足以尽方之变；剂不十，不足以尽剂之用。方不对证，非方也；剂不蠲疾，非剂也。此乃太古先师，设绳墨而取曲直；叔世方士，乃出规矩以为方圆。夫物各有性，制而用之，变而通之，施于品剂，其功用岂有穷哉。如是有因其性为用者，有因其所胜而为制者，有气同则相求者，有气相克则相制者，有气有余而补不足者，有气相感则以意使者，有质同而性

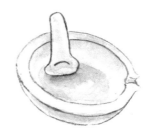

药钵

异者，有名异而实同者。故蛇之性上窜而引药，蝉之性外脱而退翳，虻饮血而用以治血，鼠善穿而用以治漏，所谓因其性而为用者如此。弩牙速产，以机发而不括也；杵糠下噎，以杵筑下也，所谓因其用而为使者如此。浮萍不沉水，可以胜酒；独活不摇风，可以治风，所谓因其所胜而为制也如此。麻，木谷而治风；豆，水谷而治水，所谓气相同则相求者如此。牛，土畜，乳可以止渴疾；豕，水畜，心可以镇恍惚，所谓因其气相克则相制也如此。熊肉振羸，兔肝明视，所谓其气有余补不足也如此。鲤之治水，鹜之利水，所谓因其气相感则以意使者如此。蜜成于蜂，蜜温而蜂寒；

油生于麻，麻温而油寒，兹同质而异性也。虆芜生于芎䓖，蓬蔂生于覆盆，兹名异而实同者也。所以如此之类，不可胜举。故天地赋形，不离阴阳，形色自然，皆有法象。毛羽之类，生于阳而属于阴；鳞甲之类，生于阴而属于阳。空青法木，色青而主肝；丹砂法火，色赤而主心；云母法金，色白而主肺；磁石法水，色黑而主肾；黄石脂法土，色黄而主脾。故触类而长之，莫不有自然之理也。欲为医者，上知天文，下知地理，中知人事，三者俱明，然后可以语人之疾病。不然，则如无目夜游，无足登涉，动致颠殒，而欲愈疾者，未之有也。

五味宜忌

〔岐伯曰〕木生酸，火生苦，土生甘，金生辛，水生咸。辛散，酸收，甘缓，苦坚，咸软。毒药攻邪，五谷为养，五果为助，五畜为益，五菜为充，气味合而服之，以补精益气。此五味各有所利，四时五脏，病随所宜也。又曰：阴之所生，本在五味；阴之五宫，伤在五味。骨正筋柔，气血以流，腠理以密，骨气以精，长有天命。又曰：圣人春夏养阳，秋冬养阴，以从其根，二气常存（春食凉，夏食寒，以养阳；秋食温，冬

食热，以养阴）。

【五欲】

肝欲酸，心欲苦，脾欲甘，肺欲辛，肾欲咸，此五味合五脏之气也。

【五宜】

青色宜酸，肝病宜食麻、犬、李、韭。赤色宜苦，心病宜食麦、羊、杏、薤。黄色宜甘，脾病宜食粳、牛、枣、葵。白色宜辛，肺病宜食黄黍、鸡、桃、

葱。黑色宜咸,肾病宜食大豆黄卷、猪、栗、藿。

【五禁】

肝病禁辛,宜食甘,粳、牛、枣、葵。心病禁咸,宜食酸,麻、犬、李、韭。脾病禁酸,宜食咸,大豆、豕、栗、藿。肺病禁苦,宜食,麦、羊、杏、薤。肾病禁甘,宜食辛,黄黍、鸡、桃、葱。

〔思邈曰〕春宜省酸增甘以养脾,夏宜省苦增辛以养肺,秋宜省辛增酸以养肝,冬宜省咸增苦以养心,四季宜省甘增咸以养肾。

〔时珍曰〕五欲者,五味入胃,喜归本脏,有余之病,宜本味以通之。五禁者,五脏不足之病,畏其所胜,而宜其所不胜也。

【五走】

酸走筋,筋病毋多食酸,多食令人癃。酸气涩收,胞得酸而缩卷,故水道不通也。苦走骨,骨病毋多食苦,多食令人变呕。苦入下脘,三焦皆闭,故变呕也。甘走肉,肉病毋多食甘,多食令人悗心。甘气柔润,胃柔则缓,缓则虫动,故悗心也。辛走气,气病毋多食辛,多食令人洞心。辛走上焦,与气俱行,久留心下,故洞心也。咸走血,血病毋多食咸,多食令人渴。血与咸相得则凝,凝则胃汁注之,故咽路焦而舌本干。

【五伤】

酸伤筋,辛胜酸。苦伤气,咸胜苦。甘伤肉,酸胜甘。辛伤皮毛,苦胜辛。咸伤血,甘胜咸。

【五过】

味过于酸,肝气以津,脾气乃绝,肉胝𦙂胎而唇揭。味过于苦,脾气不濡,胃气乃厚,皮槁而毛拔。味过于甘,心气喘满,色黑,肾气不平,骨痛而发落。味过于辛,筋脉沮绝,精神乃失,筋急而爪枯。味过于咸,大骨气劳,短肌,心气抑,脉凝涩而变色。

〔时珍曰〕五走五伤者,本脏之味自伤也,即阴之五宫,伤在五味也。五过者,本脏之味伐其所胜也,即脏气偏胜也。

五味偏胜

〔岐伯曰〕五味入胃,各归所喜。酸先入肝,苦先入心,甘先入脾,辛先入肺,咸先入肾。久而增气,物化之常;气增而久,夭之由也。

〔王冰曰〕入肝为温，入心为热，入肺为清，入肾为寒，入脾为至阴而四气兼之，皆为增其味而益其气。故各从本脏之气，久则从化。故久服黄连、苦参反热，从苦化也。余味仿此。气增不已，则脏气偏胜，必有偏绝；脏有偏绝，必有暴夭。是以药不具五味，不备四气，而久服之，虽暂获胜，久必致夭。故绝粒服饵者不暴亡，无五味资助也。

〔杲曰〕一阴一阳之谓道，偏阴偏阳之谓疾。阳剂刚胜，积若燎原，为消狂痈疽之属，则天癸竭而荣涸。阴剂柔胜，积若凝水，为洞泄寒中之病，则真火微而卫散。故大寒大热之药，当从权用之，气平而止。有所偏助，令人脏气不平，夭之由也。

标本阴阳

〔李杲曰〕夫治病者，当知标本。以身论之，外为标，内为本；阳为标，阴为本。故六腑属阳为标，五脏属阴为本；脏腑在内为本，十二经络在外为标。而脏腑阴阳气血经络又各有标本焉。以病论之，先受为本，后传为标。故百病必先治其本，后治其标。否则邪气滋甚，其病益蓄。纵先生轻病，后生重病，亦先治其轻，后治其重，则邪气乃伏。有中满及病大小便不利，则无问先后标本，必先治满及大小便，为其急也。故曰缓则治其本，急则治其标。又从前来者为实邪，后来者为虚邪。实则泻其子，虚则补其母。假如肝受心火，为前来实邪，当于肝经刺荥穴以泻心火，为先治其本；于心经刺荥穴以泻心火，为后治其标。用药则入肝之药为引，用泻心之药为君。经云本而标之，先治其本，后治其标是也。又如肝受肾水为虚邪，当于肾经刺井穴以补肝木，为先治其标；后于肝经刺合穴以泻肾水，为后治其本。用药则入肾之药为引，补肝之药为君。经云：标而本之，先治其标，后治其本是也。

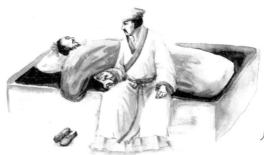

人体阴阳不和导致生病

升降浮沉 〔纲目〕

〔李杲曰〕药有升降浮沉化，生长收藏成，以配四时。春升夏浮，秋收冬藏，土居中化。是以味薄者升而生，气薄者降而收，气厚者浮而长，味厚者沉而藏，气味平者化而成。但言补之以辛、甘、温、热及气味之薄者，即助春夏之升浮，便是泻秋冬收藏之药也。在人之身，肝心是矣。但言补之以酸、苦、咸、寒及气味之厚者，即助秋冬之降沉，便是泻春夏生长之药也。在人之身，肺肾是矣。淡味之药，渗即为升，泄即为降，佐使诸药者也。用药者，循此则生，逆此则死，纵令不死，亦危困矣。

〔王好古曰〕升而使之降，须知抑也；沉而使之浮，须知载也。辛散也，而行之也横；甘缓也，而行之也上；苦泄也，而行之也下；酸收也，其性缩；咸软也，其性舒，其不同如此。鼓掌成声，沃火成沸，二物相合，象在其间矣。五味相制，四气相和，其变可轻用哉。本草不言淡味、凉气，亦缺文也。

〔味薄者升〕甘平、辛平、辛微温、微苦平之药是也。

〔气薄者降〕甘寒、甘凉、甘淡寒凉、酸温、酸平、咸平之药是也。

〔气厚者浮〕甘热、辛热之药是也。

〔味厚者沉〕苦寒、咸寒之药是也。

〔气味平者，兼四气四味〕甘平、甘温、甘凉、甘辛平、甘微苦平之药是也。

〔李时珍曰〕酸咸无升，甘辛无降，寒无浮，热无沉，其性然也。而升者引之以咸寒，则沉而直达下焦；沉者引之以酒，则浮而上至颠顶。此非窥天地之奥而达造化之权者，不能至此。一物之中，有根升梢降，生升熟降，是升降在物亦在人也。

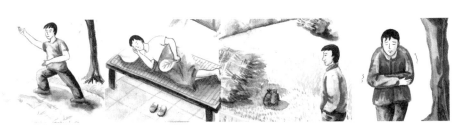

春升，夏浮，秋收，冬藏

四时用药例

〔李时珍曰〕经云：必先岁气，毋伐天和。又曰：升降浮沉则顺之，寒热温凉则逆之。故春月宜加辛温之药，薄荷、荆芥之类，以顺春升之气；夏月宜加辛热之药，香薷、生姜之类，以顺夏浮之气；长夏宜加甘苦辛温之药，人参、白术、苍术、黄檗之类，以顺化成之气；秋月宜加酸温之药，芍药、乌梅之类，以顺秋降之气；冬月宜加苦寒之药，黄芩、知母之类，以顺冬沉之气，所谓顺时气而养天和也。经又云：春省酸增甘以养脾气，夏省苦增辛以养肺气，长夏省甘增咸以养肾气，秋省辛增酸以养肝气，冬省咸增苦以养心气。此则既不伐天和，而又防其太过，所以体天地之大德也。昧者舍本从标，春用辛凉以伐木，夏用咸寒以抑火，秋用苦温以泄金，冬用辛热以涸水，谓之时药，殊背《素问》逆顺之理，以夏月伏阴，冬月伏阳，推之可知矣。虽然月有四时，日有四时，或春得秋病，夏得冬病，神而明之，机而行之，变通权宜，又不可泥一也。

〔王好古曰〕四时总以芍药为脾剂，苍术为胃剂，柴胡为时剂，十一脏皆取决于少阳，为发生之始故也。凡用纯寒纯热之药，及寒热相杂，并宜用甘草以调和之，惟中满者禁用甘尔。

五脏五味补泻

【肝】

苦急，急食甘以缓之（甘草）。以酸泻之（赤芍药）。实则泻子（甘草）。欲散，急食辛以散之（川芎）。以辛补之（细辛）。虚则补母（地黄、黄檗）。

【心】

苦缓，急食酸以收之（五味子）。以甘泻之（甘草、参、芪）。实则泻子（甘草）。欲软，急食咸以软之（芒硝）。以咸补之（泽泻）。虚则补母（生姜）。

【脾】

苦湿，急食苦以燥之（白术）。以苦泻之（黄连）。实则泻子（桑白皮）。欲缓，急食甘以缓之（炙甘草）。以甘补之

（人参）。虚则补母（炒盐）。

【肺】

苦气逆，急食苦以泄之（诃子）。以辛泻之（桑白皮）。实则泻子（泽泻）。欲收，急食酸以收之（白芍药）。以酸补之（五味子）。虚则补母（五味子）。

【肾】

苦燥，急食辛以润之（黄檗、知母）。以咸泻之（泽泻）。实则泻子（芍药）。欲坚，急食苦以坚之（知母）。以苦补之（黄檗）。虚则补母（五味子）。

〔张元素曰〕凡药之五味，随五脏所入而为补泻，亦不过因其性而调之。酸入肝，苦入心，甘入脾，辛入肺，咸入肾。辛主散，酸主收，甘主缓，苦主坚，咸主软。辛能散结润燥，致津液，通气；酸能收缓敛散；甘能缓急调中；苦能燥湿坚软；咸能软坚；淡能利窍。

〔李时珍曰〕甘缓、酸收、苦燥、辛散、咸软、淡渗，五味之本性，一定而不变者也；其或补或泻，则因五脏四时

肝属青色

肝脏

甘草补肝拘谨挛急

心属红色
心脏

五味子补心脏气血不足

脾属黄色
脾脏

白术补脾湿邪致病

肺属白色
肺脏

泽泻补肺气上逆

肾属黑色
肾脏

知母补肾阴虚燥

而迭相施用者也。温、凉、寒、热，四气之本性也，其于五脏补泻，亦迭相施用也。此特洁古张氏因《素问》饮食补泻之义，举数药以为例耳，学者宜因意而充之。

六腑六脏用药气味补泻

肝、胆：温补凉泻，辛补酸泻。

心、小肠：热补寒泻，咸补甘泻。

肺、大肠：凉补温泻，酸补辛泻。

肾、膀胱：寒补热泻，苦补咸泻。

脾、胃：温热补，寒凉泻，各从其宜。甘补苦泻。

三焦、命门：同心。

〔张元素曰〕五脏更相平也。一脏不平，所胜平之。故云：安谷则昌，绝谷则亡。水去则营散，谷消则卫亡，神无所居。故血不可不养，卫不可不温。血温气和，营卫乃行，常有天命。

相反诸药 〔纲目〕

凡三十六种

〔甘草〕反大戟、芫花、甘遂、海藻。

〔大戟〕反芫花、海藻。

〔乌头〕反贝母、瓜蒌、半夏、白蔹、白芨。

〔藜芦〕反人参、沙参、丹参、玄参、苦参、细辛、芍药、狸肉。

〔河豚〕反煤、荆芥、防风、菊花、桔梗、甘草、乌头、附子。

〔蜜〕反生葱。

〔柿〕反蟹。

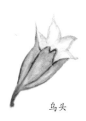
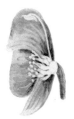
乌头

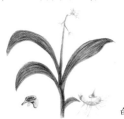
白及　乌头反白及

脏腑虚实标本用药式 〔纲目〕

【肝】

藏血，属木，胆火寄于中，主血，主目，主筋，主呼，主怒。

〔本病〕诸风眩晕，僵仆强直惊痫，两胁肿痛，胸胁满痛，呕血，小腹疝痛痃瘕，女人经病。

〔标病〕寒热疟，头痛吐涎，目赤面青多怒，耳闭颊肿，筋挛卵缩，丈夫癫疝，女人少腹肿痛阴病。

有余泻之

泻子：甘草。

行气：香附、芎䓖、瞿麦、牵牛、青橘皮。

行血：红花、鳖甲、桃仁、莪术、京三棱、穿山甲、大黄、水蛭、虻虫、苏木、牡丹皮。

镇惊：雄黄、金薄、铁落、真珠、代赭石、夜明砂、胡粉、银薄、铅丹、龙骨、石决明。

搜风：羌活、荆芥、薄荷、槐子、蔓荆子、白花蛇、独活、防风、皂荚、乌头、白附子、僵蚕、蝉蜕。

不足补之

补母：枸杞、杜仲、狗脊、熟地黄、苦参、草薢、阿胶、菟丝子。

补血：当归、牛膝、续断、白芍药、血竭、没药、芎䓖。

补气：天麻、柏子仁、白术、菊花、细辛、密蒙花、决明、谷精草、生姜。

本热寒之

泻木：芍药、乌梅、泽泻。

泻火：黄连、龙胆草、黄芩、苦茶、猪胆。

攻里：大黄。

标热发之

和解：柴胡、半夏。

解肌：桂枝、麻黄。

【心】

藏神，为君火，包络为相火，代君行令，主血，主言，主汗，主笑。

〔本病〕诸热瞀瘛，惊惑谵妄烦乱，啼笑骂詈，怔忡健忘，自汗，诸痛痒疮疡。

〔标病〕肌热畏寒战栗，舌不能言，面赤目黄，手心烦热，胸胁满痛，引腰背肩胛肘臂。

火实泻之

泻子：黄连、大黄。

气：甘草、人参、赤茯苓、木通、黄檗。

血：丹参、牡丹、生地黄、玄参。

镇惊：朱砂、牛黄、紫石英。

神虚补之

补母：细辛、乌梅、酸枣仁、生姜、陈皮。

气：桂心、泽泻、白茯苓、茯神、远志、石菖蒲。

血：当归、乳香、熟地黄、没药。

本热寒之

泻火：黄芩、竹叶、麦门冬、芒硝、炒盐。

凉血：地黄、栀子、天竺黄。

标热发之

散火：甘草、独活、麻黄、柴胡、龙脑。

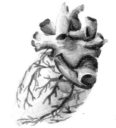

心

【脾】

藏意，属土，为万物之母，主营卫，主味，主肌肉，主四肢。

〔本病〕诸湿肿胀，痞满噫气，大小便闭，黄疸痰饮，吐泻霍乱，心腹痛，饮食不化。

〔标病〕身体胕肿，重困嗜卧，四肢不举，舌本强痛，足大趾不用，九窍不通。诸痉项强。

土实泻之

泻子：诃子、防风、桑白皮、葶苈。

吐：豆豉、栀子、萝卜子、常山、瓜蒂、郁金、虀汁、藜芦、苦参、赤小豆、盐汤、苦茶。

下：大黄、芒硝、青礞石、大戟、甘遂、续随子、芫花。

土虚补之

补母：桂心、茯苓。

气：人参、黄芪、升麻、葛根、甘草、陈橘皮、藿香、葳蕤、缩砂仁、木香、扁豆。

血：白术、苍术、白芍药、胶饴、大枣、干姜、木瓜、乌梅、蜂蜜。

本湿除之

燥中宫：白术、苍术、橘皮、半夏、

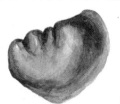

脾

吴茱萸、南星、草豆蔻、白芥子。

洁净府：木通、赤茯苓、猪苓、藿香。

标湿渗之

开鬼门：葛根、苍术、麻黄、独活。

【肺】

藏魄，属金，总摄一身元气，主闻，主哭，主皮毛。

〔本病〕诸气愤郁，诸痿喘呕，气短，咳嗽上逆，咳唾脓血，不得卧，小便数而欠，遗失不禁。

〔标病〕洒淅寒热，伤风自汗，肩背痛冷，臑臂前廉痛。

气实泻之

泻子：泽泻、葶苈、桑白皮、地骨皮。

除湿：半夏、白矾、白茯苓、薏苡仁、木瓜、橘皮。

泻火：粳米、石膏、寒水石、知母、诃子。

通滞：枳壳、薄荷、干生姜、木香、厚朴、杏仁、皂荚、桔梗、紫苏梗。

气虚补之

补母：甘草、人参、升麻、黄芪、山药。

润燥：蛤蚧、阿胶、麦门冬、贝母、百合、天花粉、天门冬。

敛肺：乌梅、粟壳、五味子、芍药、五倍子。

本热清之

清金：黄芩、知母、麦门冬、栀子、沙参、紫菀、天门冬。

本寒温之

温肺：丁香、藿香、款冬花、檀香、白豆蔻、益智、缩砂、糯米、百部。

标寒散之

解表：麻黄、葱白、紫苏。

【肾】

藏志，属水，为天一之源，主听，主骨，主二阴。

〔本病〕诸寒厥逆，骨痿腰痛，腰冷如冰，足胻肿寒，少腹满急疝瘕，大便闭泄，吐利腥秽，水液澄澈，清冷不禁，消渴引饮。

〔标病〕发热不恶热，头眩头痛，咽痛舌燥，脊股后廉痛。

水强泻之

泻子：大戟、牵牛。

泻腑：泽泻、猪苓、车前子、防己、茯苓。

水弱补之

补母：人参、山药。

补气：知母、玄参、补骨脂、砂仁、苦参。

补血：黄檗、枸杞、熟地黄、锁阳、肉苁蓉、山茱萸、阿胶、五味子。

本热攻之

攻下：伤寒少阴证，口燥咽干，大承气汤。

本寒温之

温里：附子、干姜、官桂、蜀椒、白术。

标寒解之

解表：麻黄、细辛、独活、桂枝。

标热凉之

清热：玄参、连翘、甘草、猪肤。

【胆】

属木，为少阳相火，发生万物，为决断之官，十一脏之主。主同肝。

〔本病〕口苦，呕苦汁，善太息，澹澹如人将捕状，目昏不眠。

〔标病〕寒热往来，痎疟，胸胁痛，头额痛，耳痛鸣聋，瘰疬结核马刀，足小指、次指不用。

实火泻之

泻胆：龙胆、牛胆、猪胆、生蕤仁、生酸枣仁、黄连、苦茶。

虚火补之

温胆：人参、细辛、半夏、炒蕤仁、炒酸枣仁、当归、地黄。

本热平之

降火：黄芩、黄连、芍药、连翘、

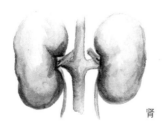

肾

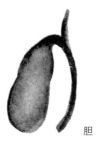

胆

甘草。

镇惊：黑铅、水银。

标热和之

和解：柴胡、芍药、黄芩、半夏、甘草。

【胃】

属土，主容受，为水谷之海。主同脾。

〔本病〕噎膈反胃，中满肿胀，呕吐泻痢，霍乱腹痛，消中善饥，不消食，伤饮食，胃管当心痛，支两胁。

〔标病〕发热蒸蒸，身前热，身前寒，发狂谵语，咽痹，上齿痛，口眼㖞斜，鼻痛鼽衄赤瘼。

胃实泻之

湿热：大黄、芒硝。

饮食：巴豆、神曲、山楂、阿魏、

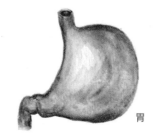

胃

硇砂、郁金、三棱、轻粉。

胃虚补之

湿热：苍术、白术、半夏、茯苓、橘皮、生姜。

寒湿：干姜、附子、草果、官桂、丁香、肉豆蔻、人参、黄芪。

本热寒之

降火：石膏、地黄、犀角、黄连。

标热解之

解肌：升麻、葛根、豆豉。

【大肠】

属金，主变化，为传送之官。

〔本病〕大便闭结，泻痢下血，里急后重，疽痔脱肛，肠鸣而痛。

〔标病〕齿痛喉痹，颈肿口干，咽中如核，鼽衄目黄，手大指、次指痛，宿食发热寒栗。

肠实泻之

热：大黄、芒硝、桃花、牵牛、巴豆、郁李仁、石膏。

气：枳壳、木香、橘皮、槟榔。

肠虚补之

气：皂荚。

燥：桃仁、麻仁、杏仁、地黄、乳香、松子、当归、肉苁蓉。

湿：白术、苍术、半夏、硫黄。

陷：升麻、葛根。

脱：龙骨、白垩、诃子、粟壳、乌梅、白矾、赤石脂、禹余粮、石榴皮。

本热寒之

清热：秦艽、槐角、地黄、黄芩。

本寒温之

温里：干姜、附子、肉豆蔻。

标热散之

解肌：石膏、白芷、升麻、葛根。

【小肠】

主分泌水谷，为受盛之官。

〔本病〕大便水谷下利，小便短，小便闭，小便血，小便自利，大便后血，小肠气痛，宿食夜热旦止。

〔标病〕身热恶寒，嗌痛颔肿，口糜耳聋。

实热泻之

气：木通、猪苓、滑石、瞿麦、泽泻、灯草。

血：地黄、蒲黄、赤茯苓、栀子、牡丹皮。

虚寒补之

气：白术、楝实、茴香、砂仁、神曲、扁豆。

血：桂心、玄胡索。

本热寒之

降火：黄檗、黄芩、黄连、连翘、栀子。

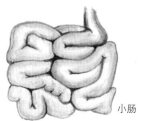

小肠

标热散之

解肌：藁本、羌活、防风、蔓荆。

【膀胱】

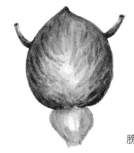

膀胱

主津液，为胞之府，气化乃能出，号州都之官，诸病皆干之。

〔本病〕小便淋沥，或短数，或黄赤，或白，或遗失，或气痛。

〔标病〕发热恶寒，头痛，腰脊强，鼻室，足小趾不用。

实热泻之

泻火：滑石、猪苓、泽泻、茯苓。

下虚补之

热：黄檗、知母。

寒：桔梗、升麻、益智、乌药、山茱萸。

本热利之

降火：地黄、栀子、茵陈、黄檗、牡丹皮、地骨皮。

标寒发之

发表：麻黄、桂枝、羌活、苍术、防己、黄芪、木贼。

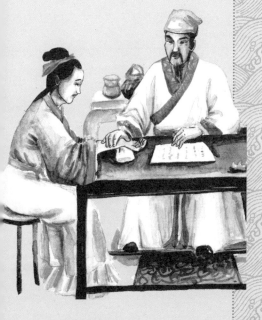

百病主治药

本草　纲目

诸风

有中脏、中腑、中经、中气、痰厥、痛风、破伤风、麻痹。

【擦牙】

白梅肉、南星末、蜈蚣末、苏合丸、白矾、盐、龙脑、南星。

【吐痰】

藜芦：或煎，或散。

皂荚末：酒服。

食盐：煎汤。

人参芦：或煎，或散。

瓜蒂、赤小豆：齑汁调服。

莱菔子：擂汁。

牙皂、莱菔子：为末，煎灌。

醋、蜜：和服。

牙皂、晋矾末：水服。

大虾：煮熟，食虾饮汁，探吐。

苦茗茶：探吐。

橘红：一斤，熬逆流水一碗服，乃吐痰圣药也。

【贴喎】

蓖麻仁：捣贴。

炒石灰：醋调贴。

乌头末：龟血调贴。

鸡冠血、蜗牛：捣贴。

鲇鱼尾：切贴。

皂荚末：醋调贴。

桂末：水调贴。

大蒜膏：贴合谷穴。

巴豆：贴手掌心。

【痰气】

草部

前胡：化痰热，下气散风。

旋覆花：风气湿痹，胸上痰结留饮。中风壅滞，蜜丸服。

木香：中气不省人事，研末服之，行肝气，调诸气。

藿香：升降诸气。

大戟、甘遂：并治经络痰饮留滞，麻痹隐痛，牵引走注。

威灵仙：治诸风，宣通五脏，去冷滞痰水，利腰膝。

果木

杏仁：头面风气，往来烦热，散风降气化痰。逐日生吞，治偏风不遂，失音不语，肺中风热。

陈橘皮：理气除湿痰。

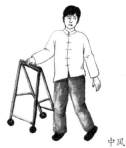

大戟、甘遂并治经络痰饮留滞

中风

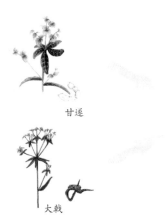

甘遂

大戟

【发散】

麻黄：发散贼风、风寒、风热、风湿、身热麻痹不仁。熬膏服之，治风病取汗。

薄荷：治贼风，散风热、风寒，利关节，发毒汗，为小儿风涎要药。

葛根：发散肌表风寒、风热，止渴。

白芷：解利阳明及肺经风寒、风热，皮肤风痹瘙痒，利九窍，表汗不可缺之。

升麻：发散阳明风邪。

葱白：散风寒、风热、风湿、身痛。

生姜：散风寒、风湿。

桂枝：治一切风冷、风湿、骨节挛痛，解肌开腠理，抑肝气，扶脾土，熨阴痹。

黄荆根：治肢体诸风、心风、头风，解肌发汗。

水萍：治热毒风湿麻痹，左瘫右痪，三十六风，蜜丸酒服取汗。治风热瘙痒，煎水浴取汗。

【血滞】

草部

当归、芎䓖：并主一切风、一切气、一切虚。破恶血，养新血。蜜丸服，治风痰，行气解郁。

芍药：治风，除血痹，泻肝，安脾肺。风毒在骨髓痛，同虎骨浸酒饮。

地黄：逐血痹，填骨髓。

茺蔚子：治风解热。茎叶，治血风痛。

地榆：汁酿酒，治风痹补脑。

虎杖：煮酒，治风在骨节间。

红蓝花：治六十二种风及血气痛。子煎服，治女子中风烦渴。

谷菜

韭汁：肥白人中风失音。

果木

桃仁：血滞风痹，大便结。酒浸作丸，治偏风。

虫兽

阿胶：男女一切风病，骨节痛不随。

【风虚】

草部

天麻：主肝气不足，风虚内作，头晕目旋，麻痹不仁，语言不遂，为定风神药。

人参：补元气，定魂魄，止烦躁，生津液，消痰。

沙参：去皮肌浮风，宣五脏风气，养肝气。

葳蕤：治中风暴热，不能动摇，虚风湿毒，风温自汗灼热，一切虚乏。

牛膝：寒湿痿痹，拘挛膝痛，强筋，补肝脏风虚。

仙茅：一切风气，腰脚风冷，挛痹不能行。九蒸九晒，浸酒服。

淫羊藿：一切冷风，挛急不仁，老人昏耄。浸酒服，治偏风。

补骨脂：风虚冷痹，骨髓伤败，一切风气痛。作丸服。

菟丝子：补肝风虚，利腰脚。

白及：肾中邪气，风痹不收，补肺气。

菜果

栗：肾虚腰脚无力，日食十颗。

松子：诸风，骨节风。

木部

松叶：风痛脚痹，浸酒服，出汗。

杜仲、海桐皮、山茱萸、枸杞子：并主风虚，腰脚痛。

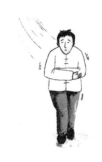

风虚

伤寒热病

寒乃标，热乃本。春为温，夏为热，秋为瘅，冬为寒，四时天行为疫疠。

【发表】

草部

麻黄、羌活：太阳、少阴。

苍术：太阴。

荆芥、薄荷、紫苏：并发四时伤寒不正之汗。

香薷：四时伤寒不正之气，为末，热酒服，取汗。

艾叶：时气温疫，煎服取汗。

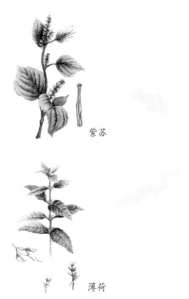

紫苏

薄荷

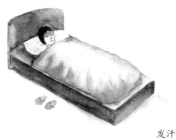

发汗

紫苏、薄荷发汗

谷菜

豆豉：治数种伤寒，同葱白，发汗通关节。

生姜、小蒜、葱白。

果木

茗茶：并发汗。

杏仁：同酢煎，发时行温病汗。

【攻里】

草部

大黄：阳明、太阴、少阴、厥阴，燥热满痢诸证。

栝楼实：利热实结胸。

甘遂：寒实结胸。

葶苈：结胸狂躁。

大戟、芫花：胁下水饮。

荛花：行水。

蜀漆：行水。

千里及：主天下疫气，煮汁吐利。

果木

桃仁：下瘀血。

巴豆：寒热结胸。

【和解】

草部

柴胡：少阳寒热诸证。伤寒余热，同甘草煎服。

半夏、黄芩、芍药、牡丹、贝母、甘草：并主寒热。

白术、葳蕤、白薇、白鲜皮、防风、防己：并主风温、风湿。

泽泻、秦艽、海金沙、木通、海藻：并主湿热。

知母、玄参、连轺、天门冬、麦门

冬、栝楼根：并主热病烦渴。

前胡、恶实、射干、桔梗：并主痰热咽痛。

地黄：温毒发斑，熬黑膏服。同薄荷汁服，主热瘴昏迷。

蕙草、白头翁：热痢。

五味子：咳嗽。

苦参：热病狂邪，不避水火。蜜丸服。

龙胆草：伤寒发狂。末服二钱。

青黛：阳毒发斑，及天行头痛寒热。水研服。

蘘荷：温病初得，头痛壮热。捣汁服。

芦根：伤寒内热，时疾烦闷。煮汁服。

谷部

黑大豆：疫疠发肿，炒熟，同甘草煎服。

赤小豆：除湿热。

薏苡仁：风湿痛。

粳米：烦热。

菜部

甜菜汁：解时行壮热。

生瓜菜汁：解阳毒壮热头痛。

果部

大枣：和营卫。

杏仁：利肺气。

桃仁：行血。

乌梅：烦渴及蛔厥。

橘皮：呕哕痰气。

梨汁：热毒烦渴。木皮，伤寒温病，同甘草、秫米、锅煤服。

禽部

鸡蛋：伤寒发斑下痢。生吞一枚，治伤寒发狂烦躁。打破煮浑入浆啜之，治天行不解。

【温经】

草部

人参：伤寒厥逆发躁，脉沉，以半两煎汤，调牛胆南星末服。坏证不省人事，一两煎服，脉复即苏。夹阴伤寒，小腹痛，呕吐厥逆，脉伏，同姜、附煎服，即回阳。

附子：治三阴经证，及阴毒伤寒，阴阳易病。

草乌头：阴毒。插入谷道中。

谷菜

黑大豆：阴毒。炒焦投酒热服，取汗。

韭根：阴阳易病。

葱白：阴毒。炒热熨脐。

果部

蜀椒：阴毒。入汤液用。

胡椒：阴毒。同葱白、麝香和蜡作挺，插入茎内，出汗愈。

【食复劳复】

草部

麦门冬：伤寒后小劳，复作发热。同甘草、竹叶、粳米煎服。

胡黄连：劳复。同栀子丸服。

芦根：劳复食复。煮汁服。

谷果

饭：伤寒多食，复作发热。烧末饮服。

曲：食复。煮服。

橘皮：食复。水煎服。

木石

枳壳：劳复发热。同栀子、豉、浆水煎服。

栀子：食复发热，上方加大黄。劳复发热，同枳壳、鼠屎、葱白煎服。

胡粉：食复劳复。水服少许。

凝水石：解伤寒劳复。

介禽兽人

鳖甲：食复劳复。烧研水服。

抱出鸡子壳：劳复。炒研汤服一合，取汗。

马屎：劳复。烧末冷酒服。

水服器

砧上垢：食复劳复。同病人足下土、鼠屎煎服。

饭箩：食复。烧灰水服。

湿

有风湿、寒湿、湿热。

【风湿】

草部

羌独活、防风、细辛、麻黄、木贼、浮萍、藁本、芎藭、蛇床子、黄芪、黄精、葳蕤、秦艽、菖蒲、漏卢、菊花、马先蒿、白蒿、庵䕡、旋覆、豨莶、苍耳、薇衔、蒴藋、石龙芮、茵芋、防己、茜根、忍冬、苏子、南星、草薢、土茯苓、龙常、葱白、薏苡、胡麻、大豆、秦椒、蔓椒、蜀椒红、柏实、松叶、沉香、龙脑、蔓荆、皂荚、枸杞、五加皮、桂枝、伏牛花、厚朴：与苍术、橘皮同除湿病。

石部

磁石、白石英。

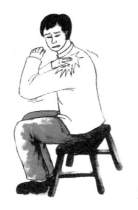

风湿

【虫鳞】

蝎：风淫湿痹。炒研入麝香，酒服。

鳝鱼：湿风恶气。作臛食。

【寒湿】

【草部】

苍术：除上、中、下三焦湿，发汗，利小便，逐水功最大。湿气身重作痛，熬膏服。

草乌头：除风湿，燥脾胃。同苍术制煮作丸服。

附子、乌头、芫花、王孙、狗脊、牛膝、山柰、红豆蔻、草果、蠡实、艾叶、木香、杜若、山姜、廉姜。

【谷菜】

葡萄酒、烧酒、豆黄、生姜、干姜、芥子、蒜、葫、茴香。

【果木】

吴茱萸、胡椒、榠子、莲实、桂心、丁香、樟脑、乌药、山茱萸。

【兽部】

貘皮、木狗皮、诸兽毛皮毡、火针。

【湿热】

【草部】

山茵陈、黄芩、黄连、防己、连翘、白术、柴胡、苦参、龙胆草、车前、木通、泽泻、通草、白鲜、茺草、半夏、海金沙、地黄、甘遂、大戟、萱草、牵牛：气分。

大黄：血分。

营实根、夏枯草。

【谷菜】

赤小豆、大豆黄卷、薏苡仁、旱芹：丸服。

干姜、生姜。

【木部】

椿白皮、茯苓、猪苓、酸枣、柳叶、木槿、榆皮。

【介石】

蚬子：下湿热气。

滑石、石膏、矾石、绿矾。

火热

有郁火、实火、虚火，气分热、血分热、五脏热、十二经热。

【升散】

草部

柴胡：平肝、胆、三焦、包络相火，除肌热潮热，寒热往来，小儿骨热疳热，妇人产前产后热。虚劳发热，同人参煎服。

升麻：解肌肉热，散郁火。

葛根：解阳明烦热，止渴散郁火。

羌活：散火郁发热。

白芷：散风寒身热，浴小儿热。

薄荷汁：骨蒸劳热。

水萍：暴热身痒，能发汗。

香附：散心腹客热气郁。

【泻火】

草部

黄连：泻肝、胆、心、脾火，退客热。

黄芩：泻肺及大肠火，肌肉骨蒸诸热。肺热如火燎，烦躁咳嗽引饮，一味煎服。

胡黄连：骨蒸劳热，小儿疳热，妇人胎蒸。

秦艽：阳明湿热，劳热潮热骨蒸。

沙参：清肺热。

桔梗：肺热。

龙胆：肝胆火，胃中伏热。

青黛：五脏郁火。

蛇莓、白鲜皮、大青：并主时行腹中大热。

连翘：少阳阳明三焦气分之火。

青蒿：热在骨间。

恶实：食前按吞三枚，散诸结节筋骨烦热毒。

灯笼草：骨热肺热。

积雪草：暴热，小儿热。

虎杖：压一切热毒。

茵陈：去湿热。

景天：身热，小儿惊热。

钩藤：平心肝火，利小便。同甘草、滑石服，治小儿惊热。

酸浆、防己、木通、通草、灯芯、泽泻、车前、地肤、石韦、瞿麦：并利

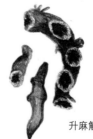

升麻解肌肉热，散郁火

31

小便，泄火热。

乌韭：热在肠胃。

屋游：热在皮肤。

土马骏：骨热烦败。

大黄：泻诸实热不通，足太阴手足阳明厥阴五经血分药。

菜果

蒉苤子、李叶、桃叶、枣叶。

木部

楮叶、楝实、羊桃、秦皮、梓白皮：并浴小儿身热。

栀子：心肺胃小肠火，解郁利小便。

鼠李根皮：身皮热毒。

木兰皮：身热面疱。

桑白皮：虚劳肺火。

地骨皮：泻肺火、肾火、胞中火，补正气，去骨间有汗之蒸。同防风、甘草煎服。

竹叶、竹茹、竹沥：并主烦热有痰。

荆沥：热痰。

水石

雪水、冰水、井水：并除大热。

石膏：除三焦、肺、胃、大肠火，解肌发汗退热，潮热骨蒸发热，为丸散服。食积痰火，为丸服。小儿壮热，同青黛丸服。

长石：胃中热，四肢寒。

理石：营卫中大热烦毒。

方解石：胸中留热。

玄精石：风热。

凝水石：身热，皮中如火烧，烦满，水饮之，凉血降火。

食盐、卤碱：除大热。

消石：五脏积热。

朴硝：胃中结热。紫雪、碧雪、红雪、金石凌，皆解热结药也。

玄明粉：胃中实热，肠中宿垢。

虫介

白颈蚯蚓：解热毒狂烦。

雪蛆、玳瑁：凉心解毒。

兽部

犀角：泻肝、凉心、清胃，解大热诸毒气。

牛黄：凉心肝。

羚羊角：风热寒热。

象牙：骨蒸热。

牛胆、猪胆、熊胆：并除肝火。

白马胫骨：煅过，降火可代芩、连。

【缓火】

草部

甘草：生用，泻三焦五脏六腑火。

黄芪：泻阴火，补元气，去虚热。无汗则发，有汗则止。

人参：与黄芪、甘草三味，为益气泻火、除肌热躁热之圣药，甘温除大热也。

麦门冬：降心火，清肺热、虚劳客热，止渴。

五味子：与人参、麦门冬三味，为

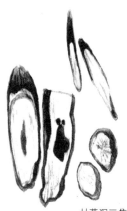

甘草泻三焦五脏六腑火

清金滋水、泻火止渴、止汗生脉之剂。

天门冬：肺劳风热，丸服。阴虚火动有痰热，同五味子丸服。妇人骨蒸，同生地黄丸服。

葳蕤：五劳七伤虚热。煎服，治发热、口干、小便少。

白术：除胃中热、肌热，止汗。妇人血虚发热，小儿脾虚骨蒸，同茯苓、甘草、芍药煎服。

茅根、地筋：客热在肠胃。

甘蕉根、菰根、芦根、天花粉：并主大热烦渴。

栝楼根：润肺、降火、化痰。饮酒发热，同青黛、姜汁丸服。妇人月经不调，夜热痰嗽，同青黛、香附末服。

菜谷

山药：除烦热，凉而补。

小麦：客热烦渴，凉心。

粱米：脾胃客热。

麻仁：虚劳客热，水煎服。

果部

梨：消痰降火，凉心肺。

柿：凉肺，压胃热。

李：暴食，去骨间劳热。

乌梅：下气除热。

马槟榔：热病，嚼食。

蕉子：凉心。

甘蔗：解热。

介禽

鳖肉：同柴胡诸药丸服，治骨蒸。

鸭肉、鸽肉：并解热。

兽人

兔肉：凉补。

豪猪肉、猪肉：肥热人宜食之。

猪乳、酥酪、醍醐、人乳。

【滋阴】

草部

生地黄：诸经血热，滋阴退阳。蜜丸服，治女人发热成劳。蜜煎服，治小儿壮热，烦渴昏沉。

熟地黄：血虚劳热，产后虚热，老人虚燥。同生地黄为末，姜汁糊丸，治妇人劳热。

玄参：烦躁骨蒸，滋阴降火，与地黄同功。治胸中氤氲之气，无根之火，为圣剂。同大黄、黄连丸服，治三焦积热。

当归：血虚发热，困渴引饮，目赤面红，日夜不退，脉洪如白虎证者，同黄芪煎服。

丹参：冷热劳，风邪留热。同鼠屎末服，主小儿中风，身热拘急。

牡丹：治少阴厥阴血分伏火，退无汗之骨蒸。

知母：心烦，骨热劳往来，产后蓐劳，热劳。泻肺命火，滋肾水。

木部

黄檗：下焦湿热，滋阴降火。

诸气

怒则气逆，喜则气散，悲则气消，恐则气下，惊则气乱，劳则气耗，思则气结，寒则气收，炅则气泄。

【郁气】

草部

香附：心腹膀胱连胁下气妨，常日忧愁。总解一切气郁，行十二经气分，有补有泻，有升有降。

苍术：消气块，解气郁。

抚芎：与香附、苍术，总解诸郁。

木香：心腹一切滞气。和胃气，泄肺气，行肝气。凡气郁而不舒者，宜用之。冲脉为病，逆气里急。同补药则补，

同泻药则泻。中气，竹沥、姜汁调灌。气胀，同诃子丸服。一切走注，酒磨服。

谷菜

赤小豆：缩气，散气。

莱菔子：练五脏恶气，化积滞。

葱白：除肝中邪气，通上下阳气。

胡荽：热气结滞，经年数发。煎饮。

莴苣、白苣：开胸膈壅气。

马齿苋：诸气不调。煮粥食。

果木

青橘皮：疏肝散滞。同茴香、甘草末服。

【痰气】

草部

半夏：消心腹胸胁痰热结气。

贝母：散心胸郁结之气，消痰。

桔梗、前胡、白前、苏子：并主消痰，一切逆气。

射干：散胸中痰结热气。

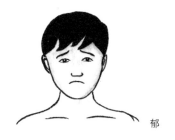

郁

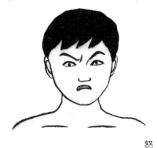

怒

芫花：诸般气痛。醋炒，同玄胡索服。

威灵仙：宣通五脏，去心腹冷滞，推陈致新。男妇气痛，同韭根、乌药、鸡子煮酒服。

牵牛：利一切气壅滞。三焦壅滞，涕唾痰涎，昏眩不爽，皂角汁丸服。气筑奔冲，同槟榔末服。

谷菜

荞麦：消气宽肠。

黑大豆：调中下气。

生姜：心胸冷热气。暴逆气上，嚼数片即止。

莱菔子、白芥子：消痰下气。

果部

山楂：行结气。

橘皮：痰隔气胀，水煎服。下焦冷气，蜜丸服。

橙皮：消痰下气。同生姜、檀香、甘草作饼服。

柚皮：消痰下气，及愤懑之痰。酒煮蜜拌服。

枸橼皮：除痰，止心下气痛。

金橘：下气快肠。

枇杷叶：下气止呕。

杨梅：除愤愤恶气。

【血气】

草部

当归：气中之血。

芎䓖：血中之气。

蓬莪术：气中之血。

姜黄：血中之气。

郁金：血气。

木部

乳香、没药、麒麟竭、安息香：并活血散气。

【冷气】

草部

附子：升降诸气。煎汁入沉香服。

乌头：一切冷气。童尿浸，作丸服。

肉豆蔻、草豆蔻、红豆蔻、高良姜、益智子、荜茇、毕勃没、缩砂、补骨脂、胡卢巴、蒟酱：并破冷气。

五味子：奔豚冷气，心腹气胀。

菜部

蒜、葫、芸薹、蔓菁、芥、干姜、蕹菜、秦荻藜、马芹：并破冷气。

茴香：肾邪冷气，同附子制为末服。

白芥子：腹中冷气，微炒为丸服。

果木

蜀椒：解郁结。其性下行通三焦。

凡人食饱气上，生吞一二十枚即散。

秦椒、胡椒、荜澄茄、吴茱萸、食茱萸、桂、沉香、丁香、丁皮、檀香、乌药、樟脑、苏合香、阿魏、龙脑树子：并破冷气，下恶气。

厚朴：男女气胀，饮食不下，冷热相攻，姜汁炙，研末饮服。

鱼禽

鳢鱼：下一切气。同胡椒、大蒜、小豆、葱，水煮食。

脾胃

纲目

有劳倦内伤，有饮食内伤，有湿热，有虚寒。

【劳倦】

草部

甘草：补脾胃，除邪热，益三焦元气，养阴血。

人参：劳倦内伤，补中气，泻邪火。煎膏合姜、蜜服。

黄芪：益脾胃，实皮毛，去肌热，止自汗。

白术：熬膏服良。

苍术：安脾除湿。熬膏作丸散，有四制、八制、坎离、交感诸丸。

柴胡：平肝，引清气自左而上。

升麻：入胃，引清气自右而上。

芍药：泻肝，安脾肺，收胃气。

连翘：脾胃湿热。

菜谷

罗勒、莳萝、马芹：并理元气。

茴香：同生姜炒黄丸服，开胃进食。

果木

大枣：同姜末点服。

虫部

蜂蜜、蚕蛹、乳虫。

鳞介

鲤、鲈、鳜、比目鱼。

禽兽

鸡、雉、猪脾舌、狗肉、羊肉、牛肉牛脆、兔肉。

【虚寒】

草部

附子、草豆蔻、高良姜、山姜、廉姜、益智子、荜茇、蒟酱、肉豆蔻。

菜谷

干姜、生姜、蒜、韭、薤、芥、芜菁、糯米、秫、烧酒。

果木

胡椒、荜澄茄、秦椒、蜀椒、吴茱

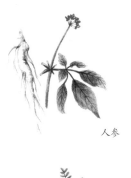

人参

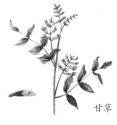

甘草

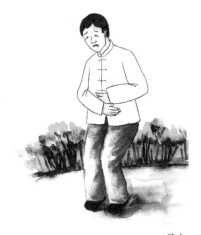

胃痛

人参、甘草补脾胃，除邪热

莄、食茱萸、丁香、桂。

【食滞】

草部

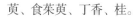

大黄：荡涤宿食，推陈致新。

地黄：去胃中宿食。

香附、三棱、木香、柴胡：消谷。

荆芥、薄荷、苏荏、水苏：并消
鱼鲙。

谷菜

大麦、荞麦、豆黄、蒸饼、女曲、
黄蒸曲、神曲：同苍术丸服。

红曲、蘖米、麦蘖、饴糖、酱、醋、
酒、糟、蒜、葱、胡葱、胡荽、白菘、
莱菔、芜菁、姜。

果木

杏仁：停食，用巴豆炒过，末服。

橘皮：为末，煎饮代茶。

青皮：盐、醋、酒、汤四制为末，
煎服。

柑皮、橙皮、柚皮、木瓜、榲桲、
山楂：消肉。

柰子、杨梅、银杏：生食。

皂荚、楸白皮、厚朴、乌药、樟材、
檀香、桂：食果腹胀，饭丸吞七枚。

金石

食盐：酒肉过多胀闷，擦牙漱下，
如汤沃雪。

介禽

鳖甲、淡菜、海月、白鲞：并消
宿食。

鳝头：烧服，去痞症，食不消。

痢

纲目

有积滞、湿热、暑毒、虚滑、冷积、蛊毒。

【积滞】

大黄：诸痢初起，浸酒服，或同当归煎服。

巴豆：治积痢，同杏仁丸服。小儿用百草霜同化蜡丸服。

巴豆皮：同楮叶烧丸服，治一切泻痢。

藜芦：主泄痢。

紫苋、马苋：和蜜食，主产后痢。

莱菔：汁和蜜服，干者嚼之，止噤口痢。

莱菔子：下痢后重。

青木香：下痢腹痛，气滞里急，实大肠。

山楂：煮服，止痢。

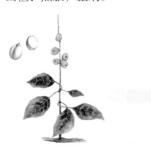

巴豆

荞麦粉：消积垢。鸡子白丸服，主噤口痢。

【湿热】

草部

黄连：热毒赤痢，水煎，露一夜，热服。小儿入蜜，或炒焦，同当归末、麝香，米汤服。下痢腹痛，酒煎服。伤寒痢，同艾水煎服。暴痢，同黄芩煎服。气痢后重，同干姜末服。赤白日久，同盐梅烧末服。鸡子白丸服，诸痢脾泄，入猪肠煮丸。湿痢，同吴茱萸炒丸服。香连丸加减，通治诸痢。四治黄连丸，治五疳八痢。

胡黄连：热痢，饭丸服。血痢，同乌梅、灶下土末，茶服。

柴胡：积热痢。同黄芩，半水半酒煎服。

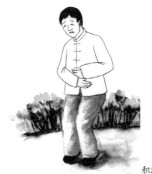

积滞

巴豆治积滞

青蒿：冷热久痢。同艾叶、豆豉作饼，煎服。

白蒿：夏月暴水痢。为末服。

益母草：同米煮粥，止疳痢。同盐梅烧服，止杂痢。

荆芥：烧末。

黄芩：下痢腹痛日久。同芍药、甘草用。

地黄：止下痢腹痛。汁，主蛊痢。

鸡肠草：汁，和蜜服。

车前汁：和蜜服。

蒲根：同粟米煎服。

苦参：炒焦，水服。

谷菜

绿豆：火麻汁煮。皮蒸食，二三年赤痢。

豆豉：炒焦酒服，入口即定。

小豆花：热痢，入豉汁作羹食。痢后气满不能食，煮食一顿即愈。

豇豆、豌豆、荸根茎：烧灰水服。

白扁豆：并主赤白痢。

豆腐：休息痢。醋煎服。

葱白：下痢腹痛。煮粥食，又煮鲫鱼鲊食。

黄瓜：小儿热痢。同蜜食。

【虚寒】

草部

甘草：泻火止痛。久痢，煎服。又浆水炙，同生姜煎服。同肉豆蔻煎服。

芍药：补脾散血，止腹痛后重。

人参：冷痢厥逆，同诃子、生姜煎服。禁口痢，同莲肉煎呷。老人虚痢，同鹿角末服。

当归：止腹痛里急后重，生血养血。久痢，吴茱萸炒过蜜丸服。

白术：胃虚及冷痢多年。

苍术：久痢。同川椒丸服。

熟艾叶：止腹痛及痢后寒热。醋煎服，或入生姜。久痢，同橘皮，酒糊丸服。

乌头：久痢。烧研蜡丸服。

附子：休息痢。鸡子白丸服。

玄胡索：下痢腹痛。酒服二钱。

谷菜

大蒜：禁口痢及小儿痢，同冷水服，或丸黄丹服。

韭白：醋炒食。

生姜：久痢。同干姜作馄饨食。

麦面：炒焦服。

果木

砂糖：禁口痢。同乌梅煎呷。

虫鳞介部

蜂蜜：赤白痢。和姜汁服。

鲤鱼：暴痢。烧灰，饮服。

鲫鱼：久痢，酿五倍子烧服。血痢，酿白矾烧服。

【止涩】

草部

木贼：煎水。

营实根：疥癣。煎服。

五味子。

谷果

乌梅：止渴，除冷热痢，水煎服。血痢，同茶、醋服；同黄连丸服。休息痢，同建茶、干姜丸服。

大枣：疥癣。和光粉烧食。

【外治】

木鳖子：六个，研，以热面饼挖孔，安一半，热贴脐上，少顷再换即止。

黄丹：同蒜捣封脐，仍贴足心。

田螺：入麝捣，贴脐。

蓖麻：同硫黄捣，填脐。

脚气

有风湿，寒湿，湿热，食积。

【风寒湿气】

草部

忍冬：脚气筋骨引痛。热酒服末。

丹参：风痹足软。渍酒饮。

谷菜

薏苡仁：干湿脚气。煮粥食，大验。

茴香：干湿脚气。为末酒服。

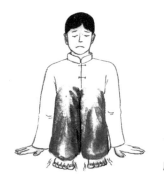

脚气

禽兽

猪肚：烧研酒服。

羊乳、牛乳：调硫黄末服，取汗。

【湿热流注】

草部

木通、防己、泽泻、香薷、荆芥、车前子、海金沙、海藻、大黄、商陆：合小豆、绿豆煮饭食。

牵牛：风毒脚气肠秘。蜜丸日服，亦生吞之。

谷菜

胡麻：腰脚痛痹。炒末，日服至一年，永瘥。

大麻仁：脚气腹痹，浸酒服。肿渴，研汁煮小豆食。

赤小豆：同鲤鱼煮食，除湿热脚气。

马齿苋：脚气浮肿，尿涩。煮食。

果木 ────────────

木瓜：湿痹，脚气冲心，煎服。枝、叶皆良。

橘皮：脚气冲心。同杏仁丸服。

桃仁：脚气腰痛。为末酒服，一夜即消。

枇杷叶：脚气恶心。

【敷贴】

天雄、草乌头：姜汁调，或加大黄、木鳖子末。

皂荚：同小豆末。

木瓜：袋盛踏之。

胀满

纲目

有湿热，寒湿，气积，食积，血积。

【湿热】

术：除湿热，益气和中。脾胃不和，冷气客之为胀满，同陈皮丸服。

黄连：去心火及中焦湿热。

黄芩：脾经诸湿，利胸中热。

柴胡：宣畅气血，引清气上行。

桔梗：腹满肠鸣，伤寒腹胀。同半夏、橘皮煎服。

射干：主胸胁满，腹胀气喘。

薄荷、防风、车前、泽泻、木通、白芍药：去脏腑壅气，利小便，于土中泻木而补脾。

大黄：主肠结热，心腹胀满。

半夏：消心腹痰热满结，除腹胀。小儿腹胀，以酒和丸，姜汤下，仍姜汁调，贴脐中。

忍冬：治腹胀满。

泽泻：渗湿热。

赤小豆：治热，利小便，下腹胀满，散气。

木瓜：治腹胀、善噫。

皂荚：主腹胀满。胸腹胀满，煨研丸服，取利甚妙。

枳实：消食破积，去胃中湿热。

茯苓：主心腹胀满，渗湿热。

【寒湿】

草豆蔻：除寒燥湿，开郁破气。

益智子：主客寒犯胃。腹胀忽泻，日夜不止，二两煎汤服，即止。

胡卢巴：治肾冷，腹胁胀满，面色青黑。

胡椒：虚胀腹大。同全蝎丸服。

附子：胃寒气满，不能传化，饥不

能食。同人参、生姜末，煎服。

【气虚】

甘草：除腹胀满，下气。

人参：治心腹鼓痛，泻心肺脾中火邪。

萎蕤：主心腹结气。

青木香：主心腹一切气，散滞气，调诸气。

香附子：治诸气胀满。同缩砂、甘草为末服。

紫苏：治一切冷气，心腹胀满。

莱菔子：气胀气蛊。取汁浸缩砂炒七次，为末服。

生姜：下气，消痰喘胀满，亦纳下部导之。

姜皮：消胀痞，性凉。

马芹子：主心腹胀满，开胃下气。

山药：心腹虚胀，手足厥逆，或过

服苦寒者。半生半炒为末，米饮服。

百合：除浮肿，胪胀痞满。

沉香：升降诸气。

【积滞】

刘寄奴穗：血气胀满。为末，酒服三钱，乃破血下胀仙药也。

蘖米：消食下气，去心腹胀满。产后腹胀，不得转气，坐卧不得，酒服一合，气转即愈。

葫蒜：下气，消谷化肉。

山楂：化积消食，行结气。

橘皮：下气破癖，除痰水滞气。

胡椒：腹中虚胀。同蝎尾、莱菔子丸服。

胡粉：化积消胀。小儿腹胀，盐炒摩腹。

橘皮

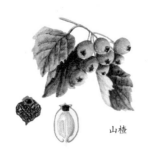

山楂

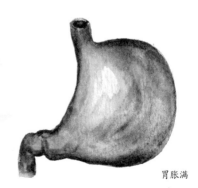

胃胀满

橘皮、山楂治胃胀满

齿衄

【除热】

防风、羌活、生苄、黄连。

【清补】

人参：齿缝出血成条，同茯苓、麦门冬煎服，奇效。上盛下虚，服凉药益甚者，六味地黄丸、黑锡丹。

【外治】

香附：姜汁炒研，或同青盐、百

草霜。

丝瓜藤：灰。

寒水石：同朱砂、甘草、片脑。

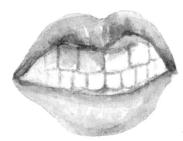

齿衄

咳嗽

有风寒，痰湿，火热，燥郁。

【风寒】

草菜

麻黄：发散风寒，解肺经火郁。

细辛：去风湿，泄肺破痰。

白前：风寒上气，能保定肺气，多以温药佐使。久咳唾血，同桔梗、桑白皮、甘草煎服。

百部：止暴嗽，浸酒服。三十年嗽，

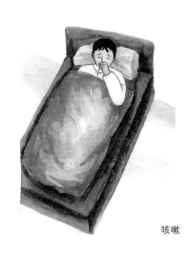

咳嗽

煎膏服。小儿寒嗽，同麻黄、杏仁丸服。

款冬花：为温肺治嗽要药。

牛蒡根：风寒伤肺壅咳。

生姜：寒湿嗽，烧含之。久嗽，以白饧或蜜煮食。小儿寒嗽，煎汤浴之。

虫鱼

蜂房：小儿咳嗽。烧灰服。

鲫鱼：烧服，止咳嗽。

禽兽

鸡子白皮：久咳。同麻黄末服。

【痰湿】

草部

莨菪子：久嗽不止，煮炒研末，同酥煮枣食。三十年呷嗽，同木香熏黄烧烟吸。

葶苈：肺壅痰嗽。同知母、贝母、枣肉丸服。

芫花：卒得痰嗽，煎水煮枣食。有痰，入白糖，少少服。

菜谷

白芥子、蔓菁子：并主痰气咳嗽。

莱菔子：痰气咳嗽，炒研和糖含。上气痰嗽，唾脓血，煎汤服。

莱菔：痨瘦咳嗽。煮食之。

丝瓜：化痰止嗽。烧研，枣肉丸服。

果木

橘皮：痰嗽，同甘草丸服。经年气嗽，同神曲、生姜、蒸饼丸服。

皂荚：咳嗽囊结。卒寒嗽，烧研，

豉汤服。咳嗽上气，蜜炙丸服。又同桂心、干姜丸服。

金石

雄黄：冷痰劳嗽。

【痰火】

草部

甘草：除火伤肺咳。小儿热嗽，猪胆汁浸炙，蜜丸服。

沙参：益肺气，清肺火，水煎服。

麦门冬：心肺虚热，火嗽。嚼食甚妙，寒多人禁服。

灯笼草：肺热咳嗽喉痛。为末汤服，仍敷喉外。

知母：消痰润肺，滋阴降火。久近痰嗽，同贝母末，姜片蘸食。

谷菜

百合：肺热咳嗽。蜜蒸含之。

果木

杏仁：除肺中风热咳嗽。童尿浸，研汁熬酒丸服。

甘蔗汁：虚热咳嗽涕唾。入青粱米煮粥食。

大枣、石蜜、刺蜜、桑叶：并主热咳。

金石

石膏：热盛喘咳，同甘草末服。热嗽痰涌如泉，煅过，醋糊丸服。

五倍子：敛肺降火，止嗽。

【虚劳】

草部

黄芪：补肺泻火，止痰嗽、自汗及咳脓血。

人参：补肺气。肺虚久嗽，同鹿角胶末煎服。化痰止嗽，同明矾丸服。喘嗽有血，鸡子清五更调服。小儿喘嗽，发热自汗，有血，同天花粉服。

五味子：收肺气，止咳嗽，乃火热必用之药。久咳肺胀，同粟壳丸服。久嗽不止，同甘草、五倍子、风化消末噙。又同甘草、细茶末噙。

紫菀：止咳脓血，消痰益肺。肺伤咳嗽，水煎服。吐血咳嗽，同五味子丸服。久嗽，同款冬花、百部末服。小儿咳嗽，同杏仁丸服。

款冬花：肺热劳咳，连连不绝，涕唾稠黏，为温肺治嗽之最。痰嗽带血，同百合丸服。以三两烧烟，筒吸之。

地黄：咳嗽吐血。为末酒服。

柴胡：除劳热胸胁痛，消痰止嗽。

牛蒡子：咳嗽伤肺。

谷果

桃仁：急劳咳嗽。同猪肝、童尿煮，丸服。

胡桃：润燥化痰。久咳不止，同人参、杏仁丸服。

诸虫鳞介

鲫鱼头：烧研服。

鳖：骨蒸咳嗽。同柴胡诸药煮食。

禽兽

猪肾：同椒煮食。卒嗽，同干姜煮食，取汗。

羊胰：久嗽，温肺润燥。同大枣浸酒服。

羊肺、羊肉、猯骨、獭肝、阿胶：并主劳咳。

虚损

纲目

有气虚，血虚，精虚，五脏虚，虚热，虚寒。

【气虚】

草部

甘草：五劳七伤，一切虚损，补益五脏。大人羸瘦，童尿煮服。小儿羸瘦，炙焦蜜丸服。

人参：五劳七伤，虚而多梦者加之，补中养营。虚劳发热，同柴胡煎服。房劳吐血，独参汤煎服。

黄芪：五劳羸瘦，寒热自汗，补气实表。

五味子：壮水锁阳，收耗散之气。

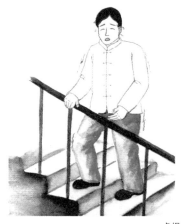

虚损

淫羊藿、狗脊：并主冷风虚劳。

柴胡、秦艽、薄荷：并解五劳七伤虚热。

菜谷

五芝、石耳、韭白、薤白、山药、甘薯：并补中益气。

大麻子：虚劳内热，大小便不利。水煎服。

果木

莲实：补虚损，交心肾，固精气，利耳目，厚肠胃。酒浸入猪肚煮丸服，或蒸熟蜜丸服，仙方也。

枸杞叶：五劳七伤。煮粥食。

地骨皮：去下焦肝肾虚热。虚劳客热，末服。热劳如燎，同柴胡煎服。虚劳寒热苦渴，同麦门冬煎服。

五加皮：五劳七伤。采茎叶末服。

石虫

云母粉：并主五劳七伤虚损。

五色石脂：补五脏。

枸杞虫：起阳益精。同地黄丸服。

海蚕：虚劳冷气，久服延年。

鳞介禽兽

鲫鱼、鲥鱼、鳜鱼、鳖肉、淡菜、海蛇、鸡肉：炙食。

犬肉、牛肉、牛肚：作脍生食。

狗肾：产后肾劳，如疟体冷。

猪肚：同人参、粳米、姜、椒煮食，补虚。

【 血虚 】

草木

地黄：男子五劳七伤，女子伤中失血。同人参、茯苓熬，琼玉膏。酿酒、煮粥皆良。面炒研末酒服，治男女诸虚积冷，同菟丝子丸服。

麦门冬：五劳七伤客热。男女血虚，同地黄熬膏服。

泽兰：妇人频产劳瘦，丈夫面黄。丸服。

黄檗：下焦阴虚。同知母丸服，或同糯米丸服。

介兽

羊肉：益产妇。

羊肝：同枸杞根汁作羹食。

羊胃：久病虚羸，同白术煮饮。

【 精虚 】

草木

肉苁蓉：五劳七伤，茎中寒热痛，

强阴益精髓。同羊肉煮食。

覆盆子：益精强阴，补肝明目。每旦水服三钱，益男子精，女人有子。

何首乌：益精血气，久服有子，服食有方。

介兽

羊肾：虚劳精竭，作羹食。五劳七伤，同肉苁蓉煮羹食。虚损劳伤，同白术煮粥饮。

鹿茸：虚劳洒洒如疟，四肢酸痛，腰脊痛，小便数。同当归丸服；同牛膝丸服。

健忘

心虚，兼痰，兼火。

【补虚】

草木

甘草：安魂魄，泻火养血，主健忘。

人参：开心益智，令人不忘。同猪肪炼过，酒服。

远志：定心肾气，益智慧不忘。为末，酒服。

石菖蒲：开心孔，通九窍，久服不忘不惑。为末，酒下。

丹参、当归、地黄：并养血安神定志。

预知子：心气不足，恍惚错忘，忪悸烦郁。同人参、菖蒲、山药、黄精等，为丸服。

谷菜果木

山药：镇心神，安魂魄，主健忘，开达心孔，多记事。

龙眼：安志强魂，主思虑伤脾，健忘怔忡，自汗惊悸。归脾汤用之。

【痰热】

草果

黄连：降心火，令人不忘。

麦门冬、牡丹皮、紫胡、木通：通利诸经脉壅寒热之气，令人不忘。

商陆花：人心昏塞，多忘喜误，为末，夜服。梦中亦醒悟也。

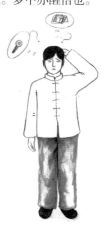

健忘

47

诸汗

有气虚，血虚，风热，湿热。

【气虚】

草部

黄芪：泄邪火，益元气，实皮毛。

人参：一切虚汗。同当归、猪肾煮食，止怔忡自汗。

白术：末服，或同小麦煎服，止自汗。同黄芪、石斛、牡蛎末服，主脾虚自汗。

麻黄根：止诸汗必用，或末，或煎，或外扑。

附子：亡阳自汗。

何首乌：贴脐。

果木

杜仲：产后虚汗。同牡蛎服。

吴茱萸：产后盗汗恶寒。

虫介鳞禽兽

五倍子：同荞麦粉作饼，煨食，仍以唾和填脐中。

黄雌鸡：伤寒后虚汗。同麻黄根煮汁，入肉苁蓉、牡蛎粉煎服。

猪肝：脾虚。食即汗出，为丸服。

羊胃：作羹食。

【血虚】

草兽

当归、地黄、白芍药、猪膏：产后虚汗。同姜汁、蜜、酒煎服。

猪心：心虚自汗。同参、归煮食。

【风热】

草部

白芷：盗汗。同朱砂服。

荆芥：冷风出汗。煮汁服。

黄连：降心火，止汗。

胡黄连：小儿自汗。

果木

竹沥：产后虚汗。热服。

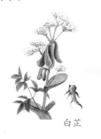

白芷

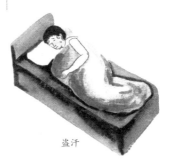

盗汗

白芷止盗汗

惊悸

[纲目]

有火，有痰，兼虚。

【清镇】

草谷

黄连：泻心肝火，去心窍恶血，止惊悸。

麦门冬、远志、丹参、牡丹皮、玄参、知母：并定心，安魂魄，止惊悸。

甘草：惊悸烦闷，安魂魄。伤寒心悸脉代，煎服。

天南星：心胆被惊，神不守舍，恍惚健忘，妄言妄见。同朱砂、琥珀丸服。

芍药：泻肝，除烦热惊狂。

人参、黄芪、白及、胡麻。

菜木

山药、黄檗、柏实、茯神、茯苓、乳香、没药、血竭、酸枣仁、厚朴、震烧木：火惊失志，煮汁服。

鳞介禽兽

猪心血：同青黛、朱砂丸服，治心病邪热。

猪肾：心肾虚损。同参、归煮食。

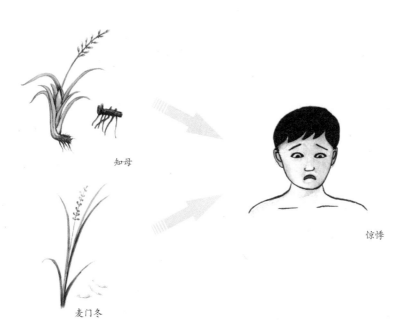

知母

麦门冬

惊悸

麦门冬、知母定心，止惊悸

49

不眠

纲目

有心虚，胆虚，兼火。

【清热】

草部

灯芯草：夜不合眼。煎汤代茶。

半夏：阳盛阴虚，目不得瞑。同秫米，煎以千里流水，炊以苇火，饮之即得卧。

麦门冬：除心肺热，安魂魄。

谷菜

秫米、大豆：日夜不眠。以新布火炙熨目，并蒸豆枕之。

干姜：虚劳不眠。研末二钱，汤服取汁。

果木

乌梅、榔榆：并令人得睡。

榆荚仁：作糜羹食，令人多睡。

酸枣：胆虚烦心不得眠。炒熟为末，竹叶汤下。或加人参、茯苓、白术、甘草，煎服。或加人参、辰砂、乳香，丸服。

大枣：烦闷不眠。同葱白煎服。

乳香：治不眠，入心活血。

虫禽兽

蜂蜜、白鸭：煮汁。

消渴

纲目

上消少食，中消多食，下消小便如膏油。

【生津润燥】

草部

芭蕉根汁：日饮。

牛蒡子、葵根：消渴，小便不利，煎服；消中尿多，亦煎服。

谷菜

青粱米、粟米、麻子仁：煮汁。

蔓菁根、竹笋、生姜：鲫鱼胆和丸服。

果木

乌梅：止渴生津。微研水煎，入豉，再煎服。

禽兽

焐鸡汤：澄清饮，不过三只。

焐猪汤：澄清日饮。

【降火清金】

草部

麦门冬：心肺有热。同黄连丸服。

浮萍：捣汁服。同栝楼根丸服。

紫葛：产后烦渴。煎水服。

款冬花：消渴喘息。

谷菜

小麦：作粥饭食。

薏苡仁：煮汁。

赤小豆：煮汁。

豌豆：淡煮。

冬瓜：利小便，止消渴，杵汁饮。干瓢煎汁。苗、叶、子俱良。

果木

桑白皮：煮汁。

虫介兽

蚕茧：煮汁饮。

【补虚滋阴】

草部

地黄、知母、葳蕤：止烦渴。煎汁饮。

人参：生津液，止消渴，为末，鸡子清调服。同栝楼根，丸服。同粉草、猪胆汁，丸服。同葛粉、蜜，熬膏服。

黄芪：诸虚发渴，生痈或痈后作渴。同粉草半生半炙末服。

香附：消渴累年。同茯苓末，日服。

牛膝：下虚消渴。地黄汁浸曝，为丸服。

五味子：生津补肾。

菟丝子：煎饮。

蔷薇根：水煎。

谷菜果木

糯米粉：作糜一斗食，或绞汁和蜜服。

藕汁、椰子浆、栗壳：煮汁服。

枸杞、桑葚：单食。

石鳞禽兽

鹅：煮汁。

白雄鸡、黄雌鸡：煮汁。

白鸽：切片，同土苏煎汁，咽之。

猪脊骨：同甘草、木香、石莲、大枣煎服。

羊肺、羊肉：同瓠子、姜汁、白面煮食。

牛胃、牛髓、牛脂：同栝楼汁，熬膏服。

牛脑、水牛肉、牛鼻：同石燕，煮汁服。

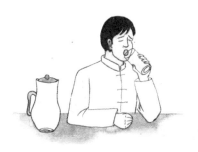

消渴

瘀血

有郁怒，有劳力，有损伤。

【破血散血】

草部

生甘草：行厥阴、阳明二经污浊之血。

黄芪：逐五脏间恶血。

白术：利腰脐间血。

黄芩：热入血室。

黄连：赤目瘀血，上部见血。

败酱：破多年凝血。

射干：消瘀血、老血在心脾间。

桔梗：打击瘀血，久在肠内时发动者。为末，米饮服。

常春藤：腹内诸冷血风血。煮酒服。

当归、丹参、芎䓖、白芷、泽兰、马兰、大小蓟、芒箭、芒茎：并破宿血，养新血。

谷菜

赤小豆、米醋、黄麻根、麻子仁：并消散瘀血。

韭汁：清胃脘恶血。

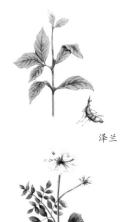

泽兰

当归

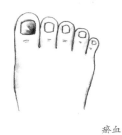

瘀血

泽兰、当归逐瘀血

心腹痛

有寒气，热气，火郁，食积，死血，痰澼，虫物，虚劳，中恶，阴毒。

【温中散郁】

草部

木香：心腹一切冷痛、气痛，九种心痛，妇人血气刺痛，并磨酒服。心气刺痛，同皂角末丸服。内钓腹痛，同乳、没丸服。

香附子：一切气，心腹痛，利三焦，解六郁，同缩砂仁、甘草末点服。心脾气痛，同高良姜末服。血气痛，同荔枝烧研酒服。

艾叶：心腹一切冷气鬼气，捣汁饮，或末服。同香附，醋煮丸服，治心腹小腹诸痛。

芎䓖：开郁行气。诸冷痛中恶，为末，烧酒服。

藁本：大实心痛，已用利药。同苍术煎服，彻其毒。

苍术：心腹胀痛，解郁宽中。

甘草：去腹中冷痛。

高良姜：腹内暴冷久冷痛，煮饮。心脾痛，同干姜丸服。又四制丸服。

苏子：一切冷气痛。同高良姜、橘皮等分，丸服。

姜黄：冷气痛，同桂末，醋服。小儿胎寒，腹痛，吐乳，同乳香、没药、木香丸服。

附子：心腹冷痛，胃寒蛔动，同炒栀子酒糊丸服。寒厥心痛，同郁金、橘红，醋糊丸服。

香薷：暑月腹痛。

谷部

烧酒：冷痛，入盐服。阴毒腹痛，尤宜。

黑大豆：肠痛如打。炒焦，投酒饮。

神曲：食积心腹痛。烧红淬酒服。

菜部

葱白：主心腹冷气痛，虫痛，疝痛，大人阴毒，小儿盘肠内钓痛。卒心痛，

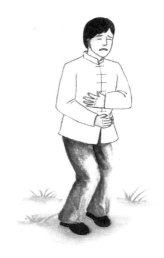

心腹痛

牙关紧急欲死，捣膏，麻油送下，虫物皆化黄水出。阴毒痛，炒熨脐下，并搐酒灌之。盘肠痛，炒贴脐上，并浴腹，良久尿出愈。

小蒜：十年五年心痛，醋煮饱食即愈。

韭：腹中冷痛，煮食。胸痹痛如锥刺，服汁，吐去恶血。

薤白：胸痹刺痛彻心背，喘息咳唾。同栝楼实，白酒煮服。

生姜：心下急痛。同半夏煎服，或同杏仁煎。

干姜：卒心痛，研末服。心脾冷痛，同高良姜丸服。

芥子：酒服，止心腹冷痛。阴毒，贴脐。

马芹子：卒心痛。炒末酒服。

果部

乌梅：胀痛欲死，煮服。

大枣：急心痛，同杏仁、乌梅丸服。陈枣核仁，止腹痛。

胡桃：急心痛。同枣煨嚼，姜汤下。

橘皮：途路心痛。煎服，甚良。

胡椒：心腹冷痛。酒吞三七粒。

茱萸：心腹冷痛，及中恶心腹痛。搐酒服。叶亦可。

樧子：同上。

木部

乌药：冷痛，磨水入橘皮、苏叶煎服。

【活血流气】

草部

当归：和血，行气，止疼。心下刺疼，酒服方寸匕。女人血气，同干漆丸服。产后痛，同白蜜煎服。

郁金：血气冷气，痛欲死。烧研醋服，即苏。

姜黄：产后血痛。同桂末酒服，血下即愈。

刘寄奴：血气。为末酒服。

红蓝花：血气。搐酒服。

大黄：干血气，醋熬膏服。冷热不调，高良姜丸服。

蒲黄：血气，心腹诸疼。同五灵脂煎醋或酒服。

丹参、牡丹、三棱、败酱。

【痰饮】

半夏：湿痰心痛。油炒丸服。

狼毒：九种心痛，同吴茱萸、巴豆、人参、附子、干姜丸服。心腹冷痰胀痛，同附子、旋覆花丸服。

草乌头：冷痰成包，心腹疠痛。

百合、椒目：留饮腹痛。同巴豆丸服。

牡荆子：炒研服。

枳实：胸痹痰水痛。末服。

枳壳：心腹结气痰水。

矾石：诸心痛。以醋煎一皂子服。

同半夏丸服。

五倍子：心腹痛。炒焦，酒服立止。

牡蛎粉：烦满心脾痛。煅研酒服。

蛤粉：心气痛。炒研，同香附末服。

【火郁】

草部

黄连：卒热，心腹烦痛。水煎服。

苦参：大热，腹中痛，及小腹热痛，面色青赤，煎醋服。

黄芩：小腹绞痛，小儿腹痛。得厚朴、黄连，止腹痛。

山豆根：卒腹痛。水研服，入口即定。

马兰汁：绞肠沙痛。

沙参、玄参。

谷果

生麻油：卒热心痛。饮一合。

腰痛

有肾虚，湿热，痰气，瘀血，闪肭，风寒。

【虚损】

草部

补骨脂：骨髓伤败，腰膝冷。肾虚腰痛，为末酒服，或同杜仲、胡桃，丸服。妊娠腰痛，为末，胡桃、酒下。

菊花：腰痛去来陶陶。

艾叶：带脉为病，腰溶溶如坐水中。

附子：补下焦之阳虚。

蒺藜：补肾，治腰痛及奔豚肾气。蜜丸服。

谷菜

山药：并主男子腰膝强痛，补肾益精。

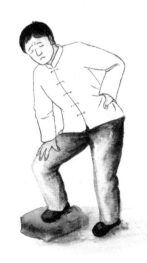

腰痛

韭子：同安息香丸服。

茴香：肾虚腰痛，猪肾煨食。腰痛如刺，角茴末，盐汤或酒服，或加杜仲、木香，外以糯米炒熨。

果木

山楂：老人腰痛。同鹿茸丸服。

阿月浑子、莲实、芡实、沉香、乳香：并补腰膝命门。

枸杞根：同杜仲、草薢，浸酒服。

介兽

鳖甲：卒腰痛，不可俯仰。炙研酒服。

猪肾：腰虚痛。包杜仲末煨食。

【湿热】

草部

知母：腰痛，泻肾火。

葳蕤：湿毒腰痛。

威灵仙：宿脓恶水，腰膝冷疼。酒服一钱取利。或丸服。

青木香：气滞腰痛。同乳香酒服。

牵牛子：除湿热气滞，腰痛下冷脓。半生半炒，同硫黄末，白面作丸，煮食。

木鳖子、蕙草。

果木

槟榔：腰重作痛。为末酒服。

甜瓜子：腰腿痛。酒浸末服。

皂荚子：腰脚风痛。酥炒丸服。

郁李仁：宣腰胯冷脓。

茯苓：利腰脐间血。

【风寒】

羌活、麻黄：太阳病腰脊痛。

藁本：十种恶风鬼注，流入腰痛。

属风、寒、湿、热、挟痰及血虚、污血。

【风寒风湿】

草木谷

麻黄：风寒、风湿、风热痹痛，发汗。

羌活：风湿相搏，一身尽痛，非此不除。同松节煮酒，日饮。

防风：主周身骨节尽痛，乃治风去湿仙药。

苍术：散风，除湿，燥痰，解郁，发汗，通治上中下湿气。湿气身痛，熬汁作膏，点服。

茜根：治骨节痛，燥湿行血。

苍耳子：风湿周痹，四肢拘痛。为末煎服。

牵牛子：除气分湿热，气壅腰脚痛。

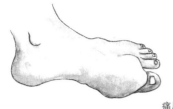

痛风

羊踯躅：风湿痹痛走注，同糯米、黑豆，酒、水煎服，取吐利。风痰注痛，同生南星捣饼，蒸四五次收之，临时焙丸，温酒下三丸，静卧避风。

芫花：风湿痰注作痛。

草乌头：风湿痰涎，历节走痛不止。入豆腐中煮过，晒研，每服五分，仍外敷痛处。

乌头、附子：并燥湿痰，为引经药。

薏苡仁：久风湿痹，筋急不可屈伸。风湿身痛，日晡甚者，同麻黄、杏仁、甘草煎服。

桂枝：引诸药横行手臂。同椒、姜浸酒，絮熨阴痹。

虫鳞介兽

蚯蚓：脚风宜用。

水龟：风湿拘挛，筋骨疼痛。同天花粉、枸杞子、雄黄、麝香、槐花煎服。版，亦入阴虚骨痛方。

【风痰湿热】

草部

半夏、天南星：并治风痰、湿痰、热痰凝滞，历节走注。右臂湿痰作痛，南星、苍术煎服。

大戟、甘遂：并治湿气化为痰饮，流注胸膈经络，发为上下走注，疼痛麻痹。能泄脏腑经隧之湿。

大黄：泄脾胃血分之湿热。酥炒煎服，治腰脚风痛，取下冷脓恶物即止。

威灵仙：治风湿痰饮，为痛风要药，上下皆宜。腰膝积年冷病诸痛，为末酒下，或丸服，以微利为效。

黄芩：三焦、湿热、风热，历节肿痛。

秦艽：除阳明风湿、湿热，养血荣筋。

龙胆草、木通：煎服。

防己、木鳖子：并主湿热肿痛。在下加之。

姜黄：治风痹臂痛，能入手臂，破血中之滞气。

红蓝花：活血滞，止痛。瘦人宜之。

菜果

白芥子：暴风毒肿，痰饮流入四肢经络作痛。

桃仁：血滞、风痹、挛痛。

橘皮：下滞气，化湿痰。风痰麻木，或手木，或十指麻木，皆是湿痰死血。以一斤去白，逆流水五碗，煮烂去滓至一碗，顿服取吐，乃吐痰之圣药也。

槟榔：一切风气，能下行。

木石

枳壳：风痒麻痹，散痰疏滞。

黄檗：除下焦湿热痛肿。下身甚者

加之。

茯苓：渗湿热。

竹沥：化热痰。

【补虚】

草部

当归、芎䓖、芍药、地黄、丹参：并养新血，破宿血，止痛。

牛膝：补肝肾，逐恶血，治风寒湿痹，膝痛不可屈伸，能引诸药下行。痛在下者加之。

石斛：脚膝冷痛痹弱，酒浸酥蒸，服满一镒，永不骨痛。

土茯苓：治疮毒、筋骨痛，去风湿，利关节。

谷木

罂粟壳：收敛固气，能入肾。治骨痛尤宜。

乳香：补肾活血，定诸经之痛。

没药：逐经络滞血，定痛。历节诸风痛不止，同虎胫骨末，酒服。

【外治】

芥子：走注风毒痛，同醋涂。

眩晕

眩是目黑，晕是头旋，皆是气虚挟痰，挟火，挟风，或挟血虚，或兼外感四气。

【风虚】

草菜

天麻：目黑头旋，风虚内作，非此不能除，为治风神药，名定风草。头风旋晕，消痰定风，同川芎，蜜丸服。

白芷：头风、血风、眩晕。蜜丸服。

苍耳子：诸风头晕，蜜丸服。女人血风头眩，闷绝不省，为末酒服，能通

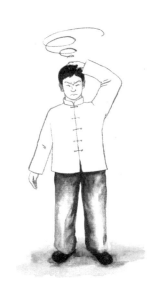

眩晕

顶门。

菊苗：男女头风眩晕，发落有痰，发则昏倒。四月收，阴干为末，每酒服二钱。秋月收花浸酒，或酿酒服。

蒴藋根：头风眩晕，同独活、石膏煎酒服。产后血晕，煎服。

排风子：目赤头旋。同甘草、菊花末。

当归：失血眩晕，芎劳煎服。

芎劳：头风眩晕。

红药子：产后血晕。

附子、乌头、薄荷、细辛、木香、紫苏、水苏、白蒿、飞廉、卷柏、蘼芜、羌活、藁本、地黄、人参、黄芪、升麻、柴胡、山药：并治风虚眩晕。

生姜。

木虫鳞兽

松花：头旋脑肿。浸酒饮。

槐实：风眩欲倒，吐涎如醉，漾漾如舟车上。

辛夷：眩冒，身兀兀如在车船上。

蔓荆实：脑鸣昏闷。

伏牛花、丁香、茯神、茯苓、山茱萸、地骨皮、全蝎、白花蛇、乌蛇：并头风眩晕。

鹿茸：眩晕，或见一为二。半两煎

酒，入麝服。

驴头：中风头眩，身颤，心肺浮热。同豉煮食。

兔头骨及肝、羚羊角、羊头蹄及头骨、羊肉、牛胃、猪脑、猪血、熊脑：并主风眩瘦弱。

【痰热】

草菜

天南星：风痰眩晕吐逆。同半夏、天麻、白面煮丸。

半夏：痰厥昏运。同甘草、防风煎服。风痰眩晕，研末水沉粉，入朱砂丸服。

金花丸：同南星、寒水石、天麻、雄黄、白面，煮丸服。

白附子：风痰。同石膏、朱砂、龙脑丸服。

大黄：湿热眩晕。炒末茶服。

旋覆花、天花粉、前胡、桔梗、黄芩、黄连、泽泻、白芥子：热痰烦晕。同黑芥子、大戟、甘遂、芒硝、朱砂丸服。

果木

橘皮、荆沥、竹沥：头风眩晕目眩，心头漾漾欲吐。

头痛

有外感，气虚，血虚，风热，湿热，寒湿，痰厥，肾厥，真痛，偏痛。右属风虚，左属痰热。

【引经】

太阳：麻黄、藁本、羌活、蔓荆。

阳明：白芷、葛根、升麻、石膏。

少阳：柴胡、芎䓖。

太阴：苍术、半夏。

少阴：细辛。

厥阴：吴茱萸、芎䓖。

【湿热痰湿】

草部

黄芩：一味，酒浸晒研，茶服，治风湿、湿热、相火、偏、正诸般头痛。

薄荷：除风热，清头目。蜜丸服。

菊花：头目风热肿痛。同石膏、芎䓖末服。

蔓荆实：头痛，脑鸣，目泪；太阳头痛。为末浸酒服。

水苏：风热痛。同皂荚、芫花丸服。

半夏：痰厥头痛，非此不除。同苍

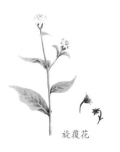

旋覆花

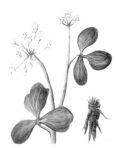

前胡

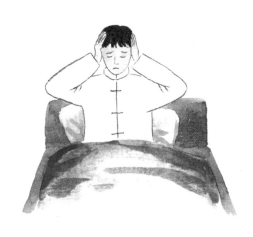

头痛

旋覆花、前胡止头痛

术用。

栝楼：热病头痛。洗瓤温服。

香附子：气郁头痛，同川芎末常服。偏头风，同乌头、甘草丸服。

大黄：热厥头痛。酒炒三次，为末，茶服。

钓藤：平肝风心热。

茺蔚子：血逆，大热头痛。

木通、青黛、大青、白鲜皮、茵陈、白蒿、泽兰、沙参、丹参、知母、吴蓝、景天：并主天行头痛。

菜果

竹笋：并主痰热头痛。

杨梅：头痛。为末茶服。

木石

竹茹：饮酒人头痛。煎服。

【风寒湿厥】

草谷菜果

芎䓖：风入脑户头痛，行气开郁，必用之药。风热及气虚，为末茶服。偏风，浸酒服。卒厥，同乌药末服。

防风：头面风去来。偏正头风，同白芷，蜜丸服。

天南星：风痰头痛，同荆芥丸服。痰气，同茴香丸服。妇人头风，为末酒服。

乌头、附子：浸酒服，煮豆食，治头风。同白芷末服，治风毒痛。同川芎或同高良姜服，治风寒痛。同葱汁丸，

或同钟乳、全蝎丸，治气虚痛。同全蝎、韭根丸，肾厥痛。同釜墨，止痰厥痛。

天雄：头面风去来痛。

草乌头：偏正头风。同苍术、葱汁丸服。

白附子：偏正头风，同牙皂末服。痰厥痛，同半夏、南星丸服。

地肤子：雷头风肿。同生姜捣酒服，取汗。

杜衡：风寒头痛初起。末服，发汗。

蒴藋：煎酒取汁。

蓖麻子：同川芎烧服，取汗。

草薢：同虎骨、旋覆花末服，取汗。

南藤：酿酒服，并治头风。

通草：烧研酒服，治洗头风。

菖蒲：头风泪下。

杜若：风入脑户，痛肿涕泪。

胡卢巴：气攻痛。同三棱、干姜末，酒服。

牛膝：脑中痛。

当归：煮酒。

地黄、芍药：并血虚痛。

葳蕤、天麻、人参、黄芪：并气虚痛。

苍耳、大豆黄卷：并头风痹。

胡麻：头面游风。

百合：头风目眩。

胡荽、葱白、生姜：并风寒头痛。

杏仁：时行头痛，解肌。风虚痛欲破，研汁入粥食，得大汗即解。

木石虫鳞兽

柏实：并主头风。

桂枝：伤风、头痛、自汗。

乌药：气厥头痛，及产后头痛，同川芎末，茶服。

皂荚：时气头痛，烧研，同姜、蜜，水服，取汗。

山茱萸：脑骨痛。

辛夷、伏牛花、空青、曾青：并风眩头痛。

石硫黄：肾厥头痛、头风，同消石丸服。同胡粉丸服。同食盐丸服。同乌药丸服。

蜂子、全蝎、白僵蚕：葱汤服。或入高良姜，或以蒜制为末服，治痰厥、肾厥痛。

白花蛇：脑风头痛，及偏头风。同南星、荆芥诸药末服。

羊肉：头脑大风，汗出虚劳。

羊屎：雷头风。焙研酒服。

【外治】

谷精草：为末嗜鼻，调糊贴脑，烧烟熏鼻。

玄胡索：同牙皂、青黛为丸。

瓜蒂、藜芦、细辛、苍耳子、大黄、远志、荜茇、高良姜、牵牛：同砂仁、杨梅末。

雄黄：同细辛。

玄精石、消石、人中白：同地龙末、羊胆为丸。

旱莲汁、萝卜汁、大蒜汁、苦瓠汁：并嗜鼻。

艾叶：揉丸嗅之，取出黄水。

半夏烟、木槿子烟、龙脑烟：并熏鼻。

灯火：焠之。

荞麦面：作大饼，更互合头，出汗。或作小饼，贴四眼角，灸之。

黄蜡：和盐作兜鍪，合之即止。

茱萸叶：蒸热枕之，治大寒犯脑痛，亦浴头。

桐木皮、冬青叶、石南叶、牡荆根、穗子皮、莽草、莘苈、豉汁、驴头汁：并治头风。

柚叶：同葱白。

山豆根、南星：同川乌。

乌头、草乌头：同栀子、葱汁。

乳香：同蓖麻仁。

决明子：并贴太阳穴。

露水：八月朔旦取，磨墨点太阳，止头疼。

桂木：阴雨即发痛，酒调，涂顶额。

井底泥：同消、黄敷。

朴硝：热痛，涂顶上。

诃子：同芒硝、醋摩之。

牛蒡根：同酒煎膏摩之。

绿豆：作枕去头风。决明、菊花皆良。

麦面：头皮虚肿，薄如裹水。口嚼敷之良。

栀子：蜜和敷舌上，追涎去风甚妙。

跌仆折伤 [纲目]

肠出，杖疮。

【内治活血】

大黄：同当归煎服。或同桃仁。

刘寄奴：同玄胡索、骨碎补，水煎服。

土当归：煎酒服。或同葱白、荆芥，水煎服。

三七：磨酒。

虎杖：煎酒。

何首乌：同黑豆、皂角等丸服，治损宽筋。

黑大豆：煮汁频饮。

生姜：汁，同香油，入酒。

补骨脂：同茴香、辣桂末，酒服。

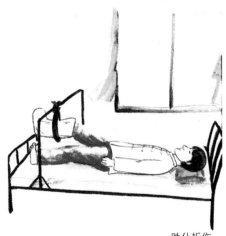

跌仆折伤

干藕：同茴香末，日服。

荷叶：烧研，童尿服，利血甚效。

白蔄苣子：同乳香、乌梅、白术服，止痛。

胡桃：擂酒。

杏枝、松节、白杨皮：并煎酒服。

鲍鱼：煎服，主损伤，瘀血在四肢不散者。

猪肉：伤损，血在胸膈不食者。生剉，温水送下一钱，即思食。

【外治散瘀接骨】

大黄：姜汁调涂，一夜变色。

糯米：寒食浸，至小满酒研，如用，水调涂之。

白杨皮：血沥在骨肉间，痛不可忍。杂五木煎汤浸之。

乌鸡：一切折伤，兽触胸腹者。连毛捣烂醋和，隔布搨之，待振寒欲吐，徐取下，再上。

牛马血：折伤垂死。破牛或马腹纳入，浸热血中，愈。

地黄：炒热杵泥。

麦麸：醋炒。

麦面：水和，并服。

稗草、绿豆粉：炒紫。

豆黄、豆腐：贴，频易。

酒糟、葱白：煨。

萝卜、生姜：同葱白、面炒。汁，同酒调面。

桃仁、李核仁、肥皂：醋调。

桑白皮：煎膏。

鳖肉：生捣。

龟肉、摄龟：并生捣。

羊脂、野驼脂、犛牛酥、牛髓、猪髓：并摩。

猪肉：炙贴。

牛肉：炙贴。

母猪蹄：煮，洗伤挞诸败疮。

栗子：筋骨断碎，瘀血肿痛。生嚼涂之，有效。

蟹肉：筋骨折伤断绝，连黄捣泥，微纳罯，筋即连也。

五灵脂：骨折肿痛，同白及、乳、没、油调涂。接骨，同茴香，先敷乳香，次涂小米粥，乃上药，帛裹木夹，三五日效。

牛蹄甲：接骨。同乳、没烧研，黄米糊和敷。

胎前

子烦，胎啼。

【安胎】

黄芩：同白术。为安胎清热圣药。

白术：同枳壳丸服，束胎易生。

续断：三月孕，防胎堕。同杜仲丸服。

益母草：子同。胎前宜熬膏服。

丹参：安生胎，落死胎。

青竹茹：八九月伤动作痛，煎酒服。

竹沥：因交接动胎。饮一升。

白药子：胎热不安。同白芷末服。

黄连：因惊胎动出血。酒饮。

知母：月未足，腹痛如欲产状。

丸服。

枳壳：腹痛，同黄芩煎服。同甘草、白术丸服，令胎瘦易生也。

大枣：腹痛。烧研，小便服。

缩砂仁：行气止痛。胎气伤动，痛不可忍，炒研，酒服。子痫昏瞀，炒黑，酒下。

香附子：安胎顺气，为末，紫苏汤服，名铁罩散。恶阻，同藿香、甘草末，入盐汤服。

益智子：漏胎下血。同缩砂末，汤服。

大腹皮、樗皮、陈橘皮、藿香、木香、紫苏：并行气安胎。

芎䓖：损动胎气，酒服二钱。亦可验胎有无。

当归：妊娠伤动，或子死腹中，服此，未损即安，已损即下，同芎䓖末，水煎服。堕胎下血，同葱白煎服。

朱砂：上症，用末一钱，鸡子白三枚，和服，未死安，已死出。

葱白：下血抢心困笃。浓煎服，未死安，已死出。

阿胶：胎动下血。葱豉汤化服。葱、艾，煎服。

秦艽：同甘草、白胶、糯米，煎服。

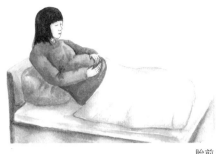

胎前

同阿胶、艾叶，煎服。

生地黄：捣汁，或末，或渍酒，或煮鸡子。

产后

【补虚活血】

人参：血运，同紫苏、童尿，煎酒服。不语，同石菖蒲，煎服。发喘，苏木汤服末二钱。秘塞，同麻仁、枳壳，丸服。诸虚，同当归、猪肾煮食。

当归：血痛，同干姜末服。自汗，同黄芪、白芍药，煎服。

蒲黄：血运、血症、血烦、血痛、胞衣不下，并水服二钱。或煎服。

苏木：血运、血胀、血噤，及气喘欲死，并煎服。

黄芪：产后一切病。

杜仲：诸病。枣肉丸服。

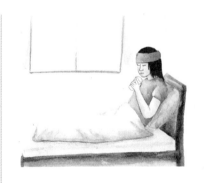

产后

泽兰：产后百病。根，作菜食。

益母草：熬膏，主胎前产后诸病。

地黄：酿酒，治产后百病。酒服，下恶血。

桃仁：煮酒。

薤白、何首乌：并主产后诸疾。

玄参、蜀椒、蚺蛇膏、蛭、淡菜、阿胶：并主产乳余疾。

羊肉：利产妇字乳余疾。腹痛虚弱，腹痛厥逆。同归、芍、甘草，水煎服。

羊脂：上症。同地黄、姜汁，煎食。

狗头：产后血奔入四肢。煮食。

繁缕：破血，产妇宜食之。或酒炒，或绞汁，或醋糊丸服。

马齿苋：破血，止产后虚汗及血痢。

【血气痛】

丹参：破宿血，生新血。

三七：酒服。

芎䓖、三棱、莪茂、甘蕉根、玄胡索：酒服。

鸡冠花：煎酒。

大黄：醋丸。

虎杖：水煎。

赤小豆、羊蹄实、败酱、牛膝、红曲：擂酒。

生姜：水煎。

三岁陈枣核：烧。

山楂：水煎。

刘寄奴：煎或末。

【下血过多】

贯众：心腹痛。醋炙，研末服。

艾叶：血不止，同老姜煎服，立止。感寒腹痛，焙熨脐上。

紫菀：水服。

石菖蒲：煎酒。

槠木皮：煎水。

椿白皮、桑白皮：炙，煎水。

百草霜：同白芷末服。

乌毡皮：酒服。并止血。

鳝鱼：宜食。

凌霄花：并主产后恶漏淋沥。

旋覆花：同葱煎服。

紫背金盘：酒服。

小蓟：同益母草煎服。

代赭石：地黄汁和服。

松烟墨：煅研酒服。并主堕胎下血不止。

解表药

本草纲目

在中医药理论中，凡是解除表证，以发散表邪为主要作用的药物，统称为解表药。解表药多属辛散轻扬之品，能促进人体发汗或者微发汗，可以使表邪由汗出而得解，即发汗解表的功效。部分解表药以其宣通透达的特性，还有宣肺平喘、利水消肿、宣毒透疹、活血消痈、通痹止痛等功效。中医科学研究表明，解表药主要具有解热镇痛、促进发汗、祛痰镇咳、抗菌、抗病毒、抗过敏、抗炎作用。

麻黄

《本经》中品

 释名 龙沙、卑相、卑盐。〔时珍曰〕诸名殊不可解。或云其味麻，其色黄，未审然否？张揖《广雅》云：龙沙，麻黄也。狗骨，麻黄根也。不知何以分别如此？

集解 〔《别录》曰〕麻黄生晋地及河东，立秋采茎，阴干令青。

〔弘景曰〕今出青州、彭城、荥阳、中牟者为胜，色青而多沫。蜀中亦有，不好。

〔恭曰〕郑州鹿台及关中沙苑河旁沙洲上最多。同州沙苑既多，其青、徐者亦不复用。

〔时珍曰〕其根皮色黄赤，长者近尺。

茎

【气味】苦，温，无毒。

【主治】中风伤寒头痛，温疟，发表出汗，去邪热气，止咳逆上气，除寒热，破症坚积聚。（《本经》）

五脏邪气缓急，风胁痛，字乳余疾，止好唾，通腠理，解肌，泄邪恶气，消赤黑斑毒。不可多服，令人虚。（《别录》）

治身上毒风疹痹，皮肉不仁，主壮热温疫，山岚瘴气。（甄权）

通九窍，调血脉，开毛孔皮肤。（《大明》）

去营中寒邪，泄卫中风热。（元素）

散赤目肿痛，水肿风肿，产后血滞。（时珍）

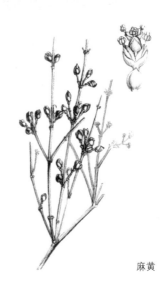

麻黄

附方

伤寒雪煎。麻黄十斤（去节），杏仁四升（去皮，熬），大黄一斤十二两。先以雪水五石四斗，渍麻黄于东向灶釜中。三宿后，纳大黄搅匀，桑薪煮至二石，去滓。纳杏仁同煮至六七斗，绞去滓，置铜器中。更以雪水三斗，合煎令得二斗四升，药成，丸如弹子大。有病者以沸白汤五合，研一丸服之，立汗出。不愈，再服一丸。封药勿令泄气。（《千金方》）

风痹冷痛。麻黄（去根）五两，桂心二两，为末，酒二升，慢火熬如饧。每服一匙，热酒调下，至汗出为度。避风。（《圣惠方》）

心下悸病。半夏麻黄丸：用半夏、麻黄等分，末之，炼蜜丸小豆大。每饮服三丸，日三服。（《金匮要略》）

中风诸病。麻黄一秤(去根)，以王相日、乙卯日，取东流水三石三斗，以净铛盛五七斗，先煮五沸，掠去沫，逐旋添水，尽至三五斗，漉去麻黄，澄定，滤去滓，取清再熬至一斗，再澄再滤，取汁再熬，至升半为度，密封收之，一二年不妨。每服一二匙，热汤化下取汗。熬时要勤搅，勿令着底，恐焦了。仍忌鸡犬阴人见之。此刘守真秘方也。（《宣明方》）

【气味】甘，平，无毒。

【主治】止汗，夏月杂粉扑之。（弘景）

【发明】〔权曰〕麻黄根节止汗，以故竹扇杵末同扑之。又牡蛎粉、粟粉并麻黄根等分，为末，生绢袋盛贮。盗汗出，即扑，手摩之。

〔时珍曰〕麻黄发汗之气驶不能御，而根节止汗效如影响，物理之妙，不可测度如此。自汗有风湿、伤风、风温、气虚、血虚、脾虚、阴虚、胃热、痰饮、中暑、亡阳、柔痓诸证，皆可随证加而用之。当归六黄汤加麻黄根，治盗汗尤捷。盖其性能行周身肌表，故能引诸药外至卫分而固腠理也。本草但知扑之之法，而不知服饵之功尤良也。

附方

盗汗不止。麻黄根、椒目等分，为末。每服一钱，无灰酒下。外以麻黄根、故蒲扇为末，扑之。（《奇效良方》）

小儿盗汗。麻黄根三分，故蒲扇灰一分，为末，以乳汁服三分，日三服。仍以干姜三分同为末，三分扑之。（《古今录验》）

虚汗无度。麻黄根、黄芪等分，为末，飞面糊作丸梧子大。每用浮麦汤下百丸，以止为度。（谈野翁《试验方》）

防风

《本经》上品

释名 茴芸、屏风。〔时珍曰〕防者，御也。其功疗风最要，故名。
集解 〔颂曰〕今汴东、淮浙州郡皆有之。茎叶俱青绿色，茎深而叶淡，似青蒿而短小。春初时嫩紫红色，江东宋亳人采作菜茹，极爽口。五月开细白花，中心攒聚作大房，似莳萝花。实似胡荽子而大。根土黄色，与蜀葵根相类，二月、十月采之。关中生者，三月、六月采之，然轻虚不及齐州者良。
〔时珍曰〕江淮所产多是石防风，生于山石之间。二月采嫩苗作菜，辛甘而香。

【气味】甘，温，无毒。

【主治】大风，头眩痛恶风，风邪目盲无所见，风行周身，骨节疼痹。久服轻身。（《本经》）

烦满胁痛风，头面去来，四肢挛急，字乳金疮内痉。（《别录》）

治三十六般风，男子一切劳劣，补中益神，风赤眼，止冷泪及瘫痪，通利五脏关脉，五劳七伤，羸损盗汗，心烦体重，能安神定志，匀气脉。（《大明》）

治上焦风邪，泻肺实，散头目中滞气，经络中留湿，主上部见血。（元素）

搜肝气。（好古）

【主治】中风热汗出。（《别录》）

【主治】四肢拘急，行履不得，经脉虚羸，骨节间痛，心腹痛。（甄权）

附方

自汗不止。防风用麸炒，猪皮煎汤下。（朱氏《集验方》）

睡中盗汗。防风二两，芎䓖一两，人参半两，为末。每服三钱，临卧饮下。（《易简方》）

消风顺气（老人大肠秘涩）。防风、枳壳（麸炒）一两，甘草半两，为末，每食前白汤服二钱。（《简便方》）

解野菌毒。防风煎汁饮之。（《千金方》）

破伤中风（牙关紧急）。天南星、防风等分，为末。每服二三匙，童子小便五升，煎至四升，分二服，即止也。（《经验后方》）

【主治】疗风更优，调食之。（苏恭）

【发明】〔元素曰〕防风，治风通用，身半以上风邪用身，身半以下风邪用梢，治风去湿之仙药也，风能胜湿故尔。能泻肺实，误服泻人上焦元气。

〔杲曰〕防风治一身尽痛，乃卒伍卑贱之职，随所引而至，乃风药中润剂也。若补脾胃，非此引用不能行。凡脊痛项强，不可回顾，腰似折，项似拔者，乃手足太阳证，正当用防风。凡疮在胸膈以上，虽无手足太阳证，亦当用之，为能散结，去上部风。病人身体拘倦者，风也，诸疮见此证亦须用之。钱仲阳泻黄散中倍用防风者，乃于土中泻木也。

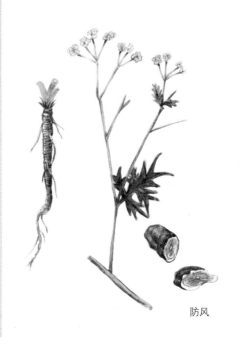

防风

白芷

《本经》上品

释名 白茝（音止）。〔时珍曰〕徐锴云，初生根干为茝，则白芷之义取乎此也。
集解 〔《别录》曰〕白芷生河东川谷下泽，二月、八月采根暴干。
〔颂曰〕所在有之，吴地尤多。根长尺余，粗细不等，白色。枝干去地五寸以上。春生叶，相对婆娑，紫色，阔三指许。花白微黄。入伏后结子，立秋后苗枯。二月、八月采根暴干。以黄泽者为佳。

【气味】辛，温，无毒。

【主治】女人漏下赤白，血闭阴肿，寒热，头风侵目泪出，长肌肤，润泽颜色，可作面脂。（《本经》）

疗风邪，久渴吐呕，两胁满，头眩目痒。可作膏药。（《别录》）

治目赤胬肉，去面皯疵瘢，补胎漏滑落，破宿血，补新血，乳痈发背瘰疬，肠风痔瘘，疮痍疥癣，止痛排脓。（《大明》）

能蚀脓，止心腹血刺痛，女人沥血腰痛，血崩。（甄权）

解利手阳明头痛，中风寒热，及肺经风热，头面皮肤风痹燥痒。（元素）

治鼻渊鼻衄，齿痛，眉棱骨痛，大肠风秘，小便去血，妇人血风眩晕，翻胃吐食，解砒毒蛇伤，刀箭金疮。（时珍）

附方

一切伤寒。神白散（又名圣僧散）：治时行一切伤寒，不问阴阳轻重、老少男女孕妇，皆可服之。用白芷一两，生

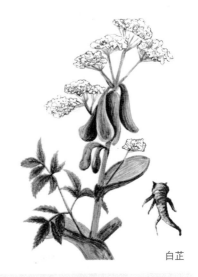

白芷

甘草半两，姜三片，葱白三寸，枣一枚，豉五十粒，水二碗，煎服取汗。不汗再服。病至十余日未得汗者，皆可服之。此药可卜人之好恶也。如煎得黑色，或误打翻，即难愈；如煎得黄色，无不愈者。煎时要至诚，忌妇人鸡犬见。（《卫生家宝方》）

风寒流涕。香白芷一两，荆芥穗一钱，为末，蜡茶点服二钱。（《百一选方》）

偏正头风。百药不治，一服便可，天下第一方也。香白芷（炒）二两五钱，川芎（炒）、甘草（炒）、川乌头（半生

叶

【主治】作浴汤，去尸虫。（《别录》）浴丹毒瘾疹风瘙。（时珍）

半熟）各一两，为末。每服一钱，细茶、薄荷汤调下。（谈野翁《试效方》）

风热牙痛。香白芷一钱，朱砂五分，为末。蜜丸芡子大，频用擦牙。此乃濠州一村妇以医人者，庐州郭医云，绝胜他药也。或以白芷、吴茱萸等分，浸水漱涎。（《医林集要》）

一切眼疾。白芷、雄黄为末，炼蜜丸龙眼大，朱砂为衣。每服一丸，食后茶下，日二服。名还睛丸。（《普济方》）

盗汗不止。太平白芷一两，辰砂半两，为末。每服二钱，温酒下。屡验。（朱氏《集验方》）

脚气肿痛。白芷、芥子等分，为末，姜汁和，涂之效。（《医方摘要》）

小便气淋（结涩不通）。白芷（醋浸焙干）二两，为末。煎木通、甘草酒调下一钱，连进二服。（《普济方》）

辛夷

《本经》上品

释名 辛雉、侯桃、迎春。〔藏器曰〕辛夷花未发时，苞如小桃子，有毛，故名侯桃。初发如笔头，北人呼为木笔。其花最早，南人呼为迎春。

集解 〔《别录》曰〕辛夷生汉中、魏兴、梁州川谷。其树似杜仲，高丈余。子似冬桃而小。九月采实，暴干，去皮及外毛。毛射人肺，令人咳。

〔弘景曰〕今出丹阳近道。形如桃子，小时气味辛香。

〔恭曰〕此是树花未开时收之。正月、二月好采。云九月采实者，恐误也。

〔宗奭曰〕辛夷处处有之，人家园亭亦多种植，先花后叶，即木笔花也。其花未开时，苞上有毛，尖长如笔，故取象而名。花有桃红、紫色二种，入药当用紫者，须未开时收之，已开者不佳。

〔时珍曰〕辛夷花初出枝头，苞长半寸，而尖锐俨如笔头，重重有青黄茸毛顺铺，长半分许。及开则似莲花而小如盏，紫苞红焰，作莲及兰花香。亦有白色者，人呼为玉兰。又有千叶者。诸家言苞似小桃者，比类欠当。

苞

【气味】辛，温，无毒。

【主治】五脏身体寒热，风头脑痛面䵟。久服下气，轻身明目，增年耐老。（《本经》）

温中解肌，利九窍，通鼻塞涕出，治面肿引齿痛，眩冒身兀兀如在车船之

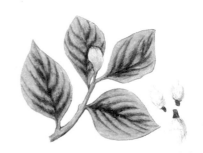

辛夷

上者，生须发，去白虫。(《别录》)

鼻渊鼻鼽，鼻窒鼻疮，及痘后鼻疮，并用研末，入麝香少许，葱白蘸入数次，甚良。(时珍)

【发明】〔时珍曰〕鼻气通于天。天者头也，肺也。肺开窍于鼻，而阳明胃脉环鼻而上行。脑为元神之府，而鼻为命门之窍，人之中气不足，清阳不升，则头为之倾，九窍为之不利。辛夷之辛温走气而入肺，其体轻浮，能助胃中清阳上行通于天，所以能温中，治头面目鼻九窍之病。轩岐之后，能达此理者，东垣李杲一人而已。

葱

《别录》中品

释名 芤、菜伯、和事草、鹿胎。〔时珍曰〕葱从忽。外直中空，有忽通之象也。芤者，草中有孔也，故字从孔，芤脉象之。葱初生曰葱针，叶曰葱青，衣曰葱袍，茎曰葱白，叶中涕曰葱苒。诸物皆宜，故云菜伯、和事。

集解 〔恭曰〕葱有数种，山葱曰茗葱，疗病似胡葱。其人间食葱有二种：一种冻葱，经冬不死，分茎栽莳而无子；一种汉葱，冬即叶枯。食用入药，冻葱最善，气味亦佳也。
〔颂曰〕入药用山葱、胡葱，食品用冬葱、汉葱。又有一种楼葱，亦冬葱类，江南人呼为龙角葱，荆湖间多种之，其皮赤，每茎上出歧如八角，故云。
〔时珍曰〕冬葱即慈葱，或名太官葱。谓其茎柔细而香，可以经冬，太官上供宜之，故有数名。汉葱一名木葱，其茎粗硬，故有木名。冬葱无子。汉葱春末开花成丛，青白色。其子味辛色黑，有皱纹，作三瓣状。收取阴干，勿令浥郁，可种可栽。

【气味】辛，平。叶：温。根须：平。并无毒。

【主治】作汤，治伤寒寒热，中风面目浮肿，能出汗。(《本经》)

伤寒骨肉碎痛，喉痹不通，安胎，归目益目睛，除肝中邪气，安中利五脏，杀百药毒。根：治伤寒头痛。(《别录》)

主天行时疾，头痛热狂，霍乱转筋，及奔豚气、脚气，心腹痛，目眩，止心迷闷。(《大明》)

通关节，止衄血，利大小便。(孟诜)

治阳明下痢、下血。(李杲)

达表和里，止血。(宁原)

除风湿，身痛麻痹，虫积心痛，止大人阳脱，阴毒腹痛，小儿盘肠内钓，妇人妊娠溺血，通乳汁，散乳痈，利耳鸣，涂猘犬伤，制蚯蚓毒。(时珍)

杀一切鱼、肉毒。(士良)

附方

感冒风寒（初起）。即用葱白一握，淡豆豉半合，泡汤服之，取汗。（《濒湖集简方》）

伤寒头痛（如破者）。连须葱白半斤，生姜二两，水煮温服。（《活人书》）

时疾头痛（发热者）。以连根葱白二十根，和米煮粥，入醋少许，热食取汗即解。（《济生秘览》）

数种伤寒（初起一二日，不能分别者）。用上法取汗。

伤寒劳复（因交接者，腹痛卵肿）。用葱白捣烂，苦酒一盏，和服之。（《千金方》）

风湿身痛。生葱擂烂，入香油数点，水煎，调川芎䓖、郁金末一钱服，取吐。（《丹溪心法》）

妊娠伤寒（赤斑变为黑斑，尿血者）。以葱白一把，水三升，煮热服汁，食葱令尽，取汗。（《伤寒类要》）

六月孕动（因笃难救者）。葱白一大握，水三升，煎一升，去滓顿服。（杨氏《产乳》）

胎动下血（病痛抢心）。用葱白煮浓汁饮之。未死即安，已死即出。未效再服。一方：加川芎。一方：用银器同米煮粥及羹食。（《梅师方》）

卒心急痛（牙关紧闭欲绝）。以老葱白五茎去皮须，捣膏，以匙送入咽中，灌以麻油四两，但得下咽即苏。少顷，虫积皆化黄水而下，永不再发。累得救人。（《瑞竹堂方》）

霍乱烦躁（坐卧不安）。葱白二十茎，大枣二十枚，水三升，煎二升，分服。（《梅师方》）

腹皮麻痹不仁者。多煮葱白食之，即自愈。（危氏方）

小便闭胀（不治杀人）。葱白三斤，剉炒帕盛，二个更互熨小腹，气透即通也。（许学士《本事方》）

大小便闭。捣葱白和酢，封小腹上。仍灸七壮。（《外台秘要》）

小便淋涩（或有血者）。以赤根楼葱近根截一寸许，安脐中，以艾灸七壮。（《经验方》）

阴囊肿痛。葱白、乳香捣涂，即时痛止肿消。又方：用煨葱入盐，杵如泥，涂之。

小便溺血。葱白一握，郁金一两，水一升，煎二合，温服。一日三次。（《普济方》）

赤白下痢。葱白一握细切，和米煮粥，日日食之。（《食医心镜》）

叶

【主治】煨研，敷金疮水入𬌗肿。盐研，敷蛇、虫伤及中射工、溪毒。（《日华》）

主水病足肿。（苏颂）

利五脏，益目精，发黄疸。（思邈）

附方

水病足肿。葱茎叶煮汤渍之，日三五次妙。（韦宙《独行方》）

小便不通。葱白连叶捣烂，入蜜，合外肾上，即通。（《永类钤方》）

疮伤风水（肿痛）。取葱青叶和干姜、黄檗等分，煮汤浸洗，立愈。（《食疗》）

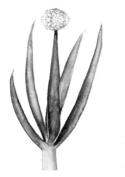

葱

【气味】辛，温，滑，无毒。

【主治】溺血，饮之。解藜芦及桂毒。（《别录》）

散瘀血，止衄止痛，治头痛耳聋，消痔漏，解众药毒。（时珍）

附方

金疮出血（不止）。取葱炙热，按汁涂之即止。（《梅师方》）

火焰丹毒（从头起者）。生葱汁涂之。

痔瘘作痛。葱涎、白蜜和涂之，先以木鳖子煎汤熏洗，其冷如冰即效。一人苦此，早间用之，午刻即安也。（《唐仲举方》）

能消桂为水，化五石，《仙方》所用。（弘景）

【主治】通气。（孟诜）

疗饱食房劳，血渗入大肠，便血肠澼成痔，日干，研末，每服二钱，温酒下。（时珍）

附方

喉中肿塞（气不通者）。葱须阴干为末，每用二钱，入蒲州胆矾末一钱，和匀。每用一字，吹之。（《杜壬方》）

【主治】心脾痛如锥刀刺，腹胀。用一升，同吴茱萸一升，水八合，煎七合，去滓，分三服，立效。（颂）

实

【气味】辛，大温，无毒。

【主治】明目，补中气不足。（《本经》）

温中益精。（《日华》）

宜肺，归头。（思邈）

75

石胡荽

《四声本草》

释名 天胡荽、野园荽、鹅不食草、鸡肠草。

集解 〔时珍曰〕石胡荽，生石缝及阴湿处小草也。高二三寸，冬月生苗，细茎小叶，形状宛如嫩胡荽。其气辛熏不堪食，鹅亦不食之。夏开细花，黄色，结细子。极易繁衍，僻地则铺满也。案孙思邈《千金方》云：一种小草，生近水渠中湿处，状类胡荽，名天胡荽，亦名鸡肠草。即此草也。与繁缕之鸡肠，名同物异。

【气味】辛，寒，无毒。

【主治】通鼻气，利九窍，吐风痰。（炳）

去目翳，捼塞鼻中，翳膜自落。（藏器）

解毒，明目，散目赤肿云翳，耳聋头痛脑酸，治痰疟齁𩩘，鼻窒不通，塞鼻瘜自落，又散疮肿。（时珍）

【发明】〔时珍曰〕鹅不食草，气温而升，味辛而散，阳也，能通于天。头与肺皆天也，故能上达头脑，而治顶痛目病，通鼻气而落瘜肉；内达肺经，而治齁𩩘痰疟，散疮肿。其除翳之功，尤显神妙。人谓陈藏器《本草》惟务广博，鄙俚之言也。若此药之类，表出殊功，可谓务博已乎，案倪维德《原机启微集》云：治目翳嗒鼻碧云散，用鹅不食草解毒为君，青黛去热为佐，川芎大辛破留除邪为使，升透之药也。

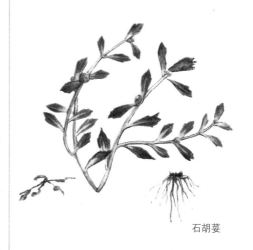

石胡荽

附方

贴目取翳。鹅不食草（捣汁熬膏）一两，炉甘石（火煅，童便淬三次）三钱，上等瓷器末一钱半，熊胆二钱，硇砂少许，为极细末，和作膏。贴在翳上，一夜取下。用黄连、黄檗煎汤洗净，看如有，再贴。（孙天仁《集效方》）

脾寒疟疾。石胡荽一把，杵汁半碗，入酒半碗和服，甚效。（《集简方》）

薄荷

《唐本草》

释名 蕃荷菜、南薄荷、金钱薄荷。

集解 〔时珍曰〕薄荷，人多栽莳。二月宿根生苗，清明前后分之。方茎赤色，其叶对生，初时形长而头圆，及长则尖。

【气味】辛，温，无毒。

【主治】作菜久食，却肾气，辟邪毒，除劳气，令人口气香洁。煎汤洗漆疮。（思邈）

通利关节，发毒汗，去愤气，破血止痢。（甄权）

疗阴阳毒，伤寒头痛，四季宜食。（士良）

治中风失音吐痰。（《日华》）

主伤风头脑风，通关格，及小儿风涎，为要药。（苏颂）

杵汁服，去心脏风热。（孟诜）

清头目，除风热。（李杲）

利咽喉口齿诸病，治瘰疬疮疥，风瘙瘾疹。捣汁含漱，去舌苔语涩。按叶塞鼻，止衄血。涂蜂螫蛇伤。（时珍）

【发明】〔元素曰〕薄荷辛凉，气味俱薄，浮而升，阳也。故能去高巅及皮肤风热。

〔士良曰〕薄荷能引诸药入营卫，故能发散风寒。

〔宗奭曰〕小儿惊狂壮热，须此引药。又治骨蒸热劳，用其汁与众药熬为

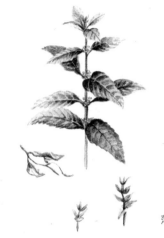

薄荷

附方

清上化痰（利咽膈，治风热）。以薄荷末，炼蜜丸芡子大，每噙一丸。白砂糖和之亦可。（《简便单方》）

风气瘙痒。用大薄荷、蝉蜕等分，为末。每温酒调服一钱。（《永类钤方》）

瘰疬结核（或破未破）。以新薄荷二斤（取汁），皂荚一挺（水浸去皮，捣取汁）。同于银石器内熬膏，入连翘末半两，连白青皮、陈皮、黑牵牛（半生半炒）各一两，皂荚仁一两半，同捣和丸梧子大。每服三十丸，煎连翘汤下。（《济生方》）

衄血不止。薄荷汁滴之。或以干者水煮，绵裹塞鼻。（许学士《本事方》）

膏。猫食薄荷则醉，物相感尔。

〔好古曰〕薄荷，手、足厥阴气分药也。能搜肝气，又主肺盛有余肩背痛，及风寒汗出。

〔时珍曰〕薄荷入手太阴、足厥阴，辛能发散，凉能清利，专于消风散热，故头痛头风眼目咽喉口齿诸病，小儿惊热及瘰疬疮疥，为要药。戴原礼氏治猫咬，取其汁涂之有效，盖取其相制也。

〔陆农师曰〕薄荷，猫之酒也。犬、虎之酒也。桑葚，鸠之酒也。茵草，鱼之酒也。昝殷《食医心镜》云：薄荷煎豉汤暖酒和饮，煎茶生食，并宜。盖菜之有益者也。

恶实

《别录》中品

■ **释名** 鼠粘、牛蒡、大力子。〔时珍曰〕其实状恶而多刺钩，故名。
■ **集解** 〔时珍曰〕牛蒡古人种子，以肥壤栽之。剪苗汋淘为蔬，取根煮曝为脯，云甚益人，今人小罕食之。

子

【修治】〔敩曰〕凡用拣净，以酒拌蒸，待有白霜重出，以布拭去，焙干捣粉用。

【气味】辛，平，无毒。

【主治】明目补中，除风伤。（《别录》）

风毒肿，诸瘘。（藏器）

研末浸酒，每日服三二盏，除诸风，去丹石毒，利腰脚。又食前熟挼三枚吞之，散诸结节筋骨烦热毒。（甄权）

炒研煎饮，通利小便。（孟诜）

润肺散气，利咽膈，去皮肤风，通十二经。（元素）

消斑疹毒。（时珍）

【发明】〔杲曰〕鼠粘子其用有四：

附方

妇人吹乳。鼠粘二钱，麝香少许，温酒细吞下。（《袖珍方》）

历节肿痛。牛蒡子三两，新豆豉（炒）、羌活各一两，为末。每服二钱，白汤下。（《本事方》）

治风湿瘾疹，咽喉风热，散诸肿疮疡之毒，利凝滞腰膝之气，是也。

根 茎

【气味】苦，寒，无毒。

【主治】伤寒寒热汗出，中风面肿，消渴热中，逐水。久服轻身耐老。（《别录》）

根：主牙齿痛，劳疟诸风，脚缓弱

风毒，痈疽，咳嗽伤肺，肺壅疝瘕，冷气积血。（苏恭）

根：浸酒服，去风及恶疮。和叶捣碎，敷杖疮金疮，永不畏风。（藏器）

主面目烦闷，四肢不健，通十二经脉，洗五脏恶气。可常作菜食，令人身轻。（甄权）

切根拌豆、面作饭食，消胀壅。茎叶煮汁作浴汤，去皮间习习如虫行。又入盐花生捣，揾一切肿毒。（孟诜）

【发明】〔颂曰〕根作脯食甚良。茎叶宜煮汁酿酒服。冬月采根，蒸暴入药。刘禹锡《传信方》：疗暴中风，用紧细牛蒡根，取时避风，以竹刀或荆刀刮去土，生布拭了，捣绞取汁一大升，和好蜜四大合，温分两服，得汗出便瘥。此方得之岳鄂郑中丞。郑因食热肉一顿，便中暴风。外甥卢氏为颍阳令，有此方，服，当时便瘥。

热攻心烦（恍惚）。以牛蒡根捣汁一升，食后分为二服。（《食医心镜》）

老人风湿（久痹，筋挛骨痛）。服此壮肾，润皮毛，益气力。牛蒡根一升切，生地黄一升切，大豆二升炒，以绢袋盛，浸一斗酒中，五六日，任性空心温服二三盏，日二服。（《集验方》）

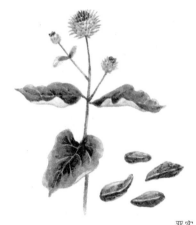

恶实

大豆

《本经》中品

释名 尗俗作菽。〔时珍曰〕豆、尗皆荚谷之总称也。篆文尗，象荚生附茎下垂之形。豆象子在荚中之形。《广雅》云：大豆，菽也。小豆，荅也。角曰荚，叶曰藿，茎曰萁。
集解 〔《别录》曰〕大豆生太山平泽，九月采之。
〔颂曰〕今处处种之。黑白二种，入药用黑者。紧小者为雄，用之尤佳。
〔时珍曰〕大豆有黑、白、黄、褐、青、斑数色：黑者名乌豆，可入药，及充食，作豉；黄者可作腐，榨油，造酱；余但可作腐及炒食而已。皆以夏至前后下种，苗高三四尺，叶团有尖，秋开小白花成丛，结荚长寸余，经霜乃枯。

【气味】甘，平，无毒。

【主治】生研，涂痈肿。煮汁饮，杀鬼毒，止痛。(《本经》)

逐水胀，除胃中热痹，伤中淋露，下瘀血，散五脏结积内寒。杀乌头毒。炒为屑，主胃中热，除痹去肿，止腹胀消谷。(《别录》)

煮食，治温毒水肿。(《唐本》)

调中下气，通关脉，制金石药毒，牛马温毒。(《日华》)

煮汁，解礜石、砒石、甘遂、天雄、附子、射罔、巴豆、芫青、斑蝥、百药之毒及蛊毒。入药，治下痢脐痛。冲酒，治风痉及阴毒腹痛。牛胆贮之，止消渴。(时珍)

炒黑，热投酒中饮之，治风痹瘫缓口噤，产后头风。食罢生吞半两，去心胸烦热，热风恍惚，明目镇心，温补。久服，好颜色，变白不老。煮食性寒，下热气肿，压丹石烦热。汁，消肿。(藏器)

主中风脚弱，产后诸疾。同甘草煮汤饮，去一切热毒气，治风毒脚气。煮食，治心痛筋挛膝痛胀满。同桑柴灰汁煮食，下水鼓腹胀。和饭捣，涂一切毒肿。疗男女阴肿，以绵裹纳之。(孟诜)

治肾病，利水下气，制诸风热，活血，解诸毒。(时珍)

【发明】〔颂曰〕《仙方》修治末服之，可以辟谷度饥。然多食令人体重，久则如故也。

〔时珍曰〕按《养老书》云：李守愚每晨水吞黑豆二七枚，谓之五脏谷，到老不衰。夫豆有五色，各治五脏。惟黑豆属水性寒，为肾之谷，入肾功多，故能治水消胀下气，制风热而活血解毒，所谓同气相求也。又按古方称大豆解百药毒，予每试之大不然；又加甘草，其验乃奇。如此之事，不可不知。

【主治】捣敷蛇咬，频易即瘥。(时珍)

【主治】主目盲，翳膜。(时珍)

附方

服食大豆。令人长肌肤，益颜色，填骨髓，加气力，补虚能食，不过两剂。大豆五升，如作酱法，取黄捣末，以猪肪炼膏和，丸梧子大。每服五十丸至百丸，温酒下。神验秘方也。肥人不可服之。(《延年秘录》)

颈项强硬(不得顾视)。大豆一升，蒸变色，囊裹枕之。(《千金》)

风入脏中(治新久肿，风入脏中)。以大豆一斗，水五斗，煮取一斗二升，去滓。入美酒斗半，煎取九升。旦服二升取汗，神验。(《千金翼》)

风毒攻心(烦躁恍惚)。大豆半升

淘净，以水二升，煮取七合，食后服之。（《心镜》）

卒风不语。大豆煮汁，煎稠如饴，含之，并饮汁。（《肘后方》）

卒然中恶。大豆二七枚，鸡子黄一个，酒半升，和匀顿服。（《千金》）

一切下血。雄黑豆紧小者，以皂角汤微浸，炒熟去皮为末，炼猪脂和，丸梧子大。每服三十丸，陈米饮下。（华佗《中藏经》）

肾虚消渴（难治者）。黑大豆（炒）、天花粉等分，为末，面糊丸梧子大。每黑豆汤下七十丸，日二。名救活丸。（《普济妙方》）

消渴饮水。乌豆置牛胆中，阴干百日，吞尽即瘥。（《肘后方》）

昼夜不眠。以新布火炙熨目，并蒸大豆，更番囊盛枕之，冷即易，终夜常枕之，即愈。（《肘后方》）

酒食诸毒。大豆一升，煮汁服，得吐即愈。（《广记》）

小儿头疮。黑豆炒存性研，水调敷之。（《普济方》）

染发令乌。醋煮黑大豆，去豆煎稠，染之。（《千金》）

牙齿不生（不拘大人小儿，年多者）。用黑豆三十粒，牛粪火内烧令烟尽，研入麝香少许。先以针挑破血出，以少许揩之。不得见风，忌酸咸物。（《经验方》）

牙齿疼痛。黑豆煮酒，频频漱之，良。（周密《治然斋抄》）

月经不断。用前紫汤服之，佳。

妊娠腰痛。大豆一升，酒三升，煮七合，空心饮之。（《心镜》）

子死腹中（月数未足，母欲闷绝者）。用大豆三升，以醋煮浓汁，顿服，立出。（《产乳》）

肝虚目暗（迎风下泪）。用腊月牡牛胆，盛黑豆悬风处。取出，每夜吞三七粒，久久自明。（《龙木论》）

小儿胎热。黑豆二钱，甘草一钱，入灯芯七寸，淡竹叶一片，水煎，不拘时候服。（《全幼心鉴》）

木贼

宋《嘉祐》

释名 〔时珍曰〕此草有节，面糙涩。治木骨者，用之磋擦则光净，犹云木之贼也。

集解 〔禹锡曰〕木贼出秦、陇、华、成诸郡近水地。苗长尺许，丛生。每根一干，无花叶，寸寸有节，色青，凌冬不凋。四月采之。
〔颂曰〕所在近水地有之，采无时，今用甚多。
〔时珍曰〕丛丛直上，长者二三尺，状似凫茈苗及粽心草，而中空有节，又似麻黄茎而稍粗，无枝叶。

茎

【气味】甘，微苦，无毒。

【主治】目疾，退翳膜，消积块，益肝胆，疗肠风，止痢，及妇人月水不断，崩中赤白。(《嘉祐》)

解肌，止泪止血，去风湿，疝痛，大肠脱肛。(时珍)

【发明】〔禹锡曰〕木贼得牛角腮、麝香，治休息久痢。得禹余粮、当归、芎䓖，治崩中赤白。得槐蛾、桑耳，治肠风下血。得槐子、枳实，治痔疾出血。

〔震亨曰〕木贼去节烘过，发汗至易，《本草》不曾言及。

〔时珍曰〕木贼气温，味微甘苦，中空而轻，阳中之阴，升也，浮也。与麻黄同形同性，故亦能发汗解肌，升散火郁风湿，治眼目诸血疾也。

附方

急喉痹塞。木贼以牛粪火烧存性，每冷水服一钱，血出即安也。(《圣惠方》)

舌硬出血。木贼煎水漱之，即止。(《圣惠方》)

血痢不止。木贼五钱，水煎温服，一日一服。(《圣惠方》)

肠痔下血（多年不止）。用木贼、

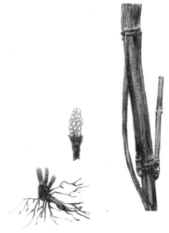

木贼

枳壳各二两，干姜一两，大黄二钱半，并于铫内炒黑存性，为末。每粟米饮服二钱，甚效也。(苏颂《图经本草》)

大肠脱肛。木贼烧存性，为末掺之，按入即止。一加龙骨。(《三因方》)

妇人血崩。血气痛不可忍，远年近日不瘥者，雷氏木贼散主之。木贼一两，香附子一两，朴硝半两，为末。每服三钱，色黑者，酒一盏煎，红赤者，水一盏煎，和滓服，日二服。脐下痛者，加乳香、没药、当归各一钱，同煎。忌生冷硬物猪鱼油腻酒面。(《医垒元戎》)

胎动不安。木贼去节、川芎等分，为末。每服三钱，水一盏，入金银一钱，煎服。(《圣济总录》)

目昏多泪。木贼（去节）、苍术（泔浸）各一两，为末。每服二钱，茶调下。或蜜丸亦可。

清热药

本草纲目

在中医药理论中，凡是以清解里热，泄除里热证为主要作用的药物，称为清热药。清热药多寒凉，具有解毒、清热泻火、清虚热、凉血等功效。中医科学研究表明，清热药主要具有抗病毒、抗菌、抗毒素、抗病原虫、抗肿瘤、解热、抗炎、增强免疫功能的作用。清热药主要用于不恶寒反恶热，发热、口渴、呼吸急促、心烦口苦、大便干结、小便短赤，或者兼便秘、腹胀、苔黄的里热证。对现代临床称谓的感染性发热、急性传染病、白血病、变态反应性疾病、心血管疾病等有一定的治疗作用。

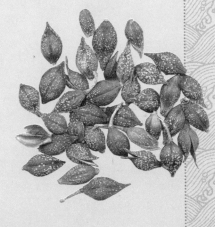

知母

《本经》中品

释名 蚳母。〔时珍曰〕宿根之旁，初生子根，状如蚳蝱之状，故谓之蚳母。

集解 〔《别录》曰〕知母生河内川谷，二月、八月采根暴干。

【气味】苦，寒，无毒。

【主治】消渴热中，除邪气，肢体浮肿，下水，补不足，益气。(《本经》)

疗伤寒久疟烦热，胁下邪气，膈中恶，及风汗内疸。多服令人泄。(《别录》)

心烦躁闷，骨热劳往来，产后蓐劳，肾气劳，憎寒虚烦。(甄权)

热劳传尸疰病，通小肠，消痰止嗽，润心肺，安心，止惊悸。(《大明》)

凉心去热，治阳明火热，泻膀胱、肾经火，热厥头痛，下痢腰痛，喉中腥臭。(元素)

泻肺火，滋肾水，治命门相火有余。(好古)

安胎，止子烦，辟射工、溪毒。(时珍)

【发明】〔权曰〕知母治诸热劳，患人虚而口干者，加用之。

〔杲曰〕知母入足阳明、手太阴。其用有四：泻无根之肾火，疗有汗之骨蒸，止虚劳之热，滋化源之阴。仲景用此入白虎汤治不得眠者，烦躁也。烦出于肺，躁出于肾，君以石膏，佐以知母之苦寒，以清肾之源；缓以甘草、粳米，使不速下也。

〔时珍曰〕肾苦燥，宜食辛以润之。肺苦逆，宜食辛以泻之。知母之辛苦寒凉，下则润肾燥而滋阴，上则清肺金而泻火，乃二经气分药也。黄檗则是肾经血分药。故二药必相须而行，昔人譬之虾与水母，必相依附。

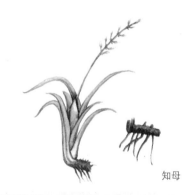

知母

附方

妊娠子烦。因服药致胎气不安，烦不得卧者。知母一两，洗焙为末，枣肉丸弹子大。每服一丸，人参汤下。医者不识此病，作虚烦治，反损胎气。产科郑宗文得此方于陈藏器《本草拾遗》中，用之良验。(杨归厚《产乳集验方》)

紫癜风疾。醋磨知母擦之，日三次。(《卫生易简方》)

决明

《本经》上品

释名 〔时珍曰〕此马蹄决名也，以明目之功而名。又名草决明、石决明，皆同功者。

集解 〔时珍曰〕决明有二种：一种马蹄决明，茎高三四尺，叶大于苜蓿，而本小末麥，昼开夜合，两两相贴。秋开淡黄花五出，结角如初生细豇豆，长五六寸。角中子数十粒，参差相连，状如马蹄，青绿色，入眼目药最良。一种茫芒决明，《救荒本草》所谓山扁豆是也。苗茎似马蹄决明，但叶之本小末尖，正似槐叶，夜亦不合。秋开深黄花五出，结角大如小指，长二寸许。角中子成数列，状如黄葵子而扁，其色褐，味甘滑。

【气味】 咸，平，无毒。

【主治】 青盲，目淫肤，赤白膜，眼赤痛泪出。久服益精光，轻身。(《本经》)

助肝气，益精。以水调末涂，消肿毒。又贴脑心，止鼻洪。作枕，治头风

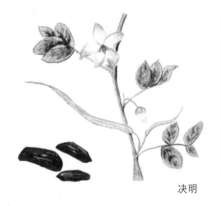

决明

明目，胜于黑豆。(《日华》)

治肝热风眼赤泪，每旦取一匙挼净，空心吞之。百日后夜见物光。(甄权)

【发明】 〔时珍曰〕《相感志》言：圃中种决明，蛇不敢入。丹溪朱氏言：决明解蛇毒，本于此也。王旻《山居录》言：春月种决明，叶生采食，其花阴干亦可食。切忌泡茶，多食无不患风。

附方

积年失明。决明子二升为末，每食后粥饮服方寸匕。(《外台秘要》)

青盲雀目。决明一升，地肤子五两，为末。米饮丸梧子大，每米饮下二三十丸。(《普济方》)

青葙

《本经》下品

释名 草蒿、萋蒿、昆仑草、野鸡冠、鸡冠苋。子名草决明。〔时珍曰〕青葙名义未详。胡麻叶亦名青蘘，此草又多生于胡麻地中，与之同名，岂以其相似而然耶？青葙亦

名草蒿，其功相似，而名亦相同，何哉？其子明目，与决明子同功，故有草决明之名。其花叶似鸡冠，嫩苗似苋，故谓之鸡冠苋。郑樵《通志》言俗名牛尾蒿者，误矣。

集解 〔《别录》曰〕青葙生平谷道旁。三月采茎叶，阴干。五月、六月采子。

〔时珍曰〕青葙生田野间，嫩苗似苋可食，长则高三四尺。苗叶花实与鸡冠花一样无别。但鸡冠花穗或有大而扁或团者，此则梢间出花穗，尖长四五寸，状如兔尾，水红色，亦有黄白色者，子在穗中，与鸡冠子及苋子一样难辨。苏恭言其结角，误矣。萧炳言黄花者名陶朱术，与陈藏器所说不同。

【气味】苦，微寒，无毒。

【主治】邪气，皮肤中热，风瘙身痒，杀三虫。(《本经》)

捣汁服，大疗温疠。(苏恭)

止金疮血。(《大明》)

【气味】苦，微寒，无毒。

【主治】唇口青。(《本经》)

治五脏邪气，益脑髓，镇肝，明耳目，坚筋骨，去风寒湿痹。(《大明》)

【发明】〔宗奭曰〕青葙子，《经》中不言治眼，惟《药性论》《日华子》始言治肝明目。今人多用治眼，殊与《经》意不相当。

〔时珍曰〕青葙子治眼，与决明子、苋实同功。《本经》虽不言治眼，而云一名草决明，主唇口青，则其明目之功可知矣。目者肝之窍，唇口青者足厥阴经之证，古方除热亦多用之，青葙子之为厥阴药，

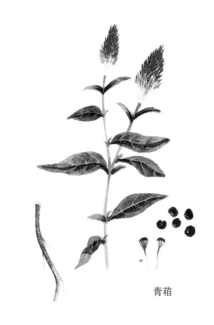

青葙

又可知矣。况用之治目，往往有验，尤可征。据《魏略》云：初平中有青牛先生，常服青葙子丸，年百余岁，如五六十者。

附方

鼻衄不止（眩冒欲死）。青葙子汁三合，灌入鼻中。(《贞元广利方》)

黄连

释名 王连、支连。〔时珍曰〕其根连珠而色黄，故名。

集解 〔时珍曰〕黄连，汉末《李当之本草》惟取蜀郡黄肥而坚者为善。唐时以澧州者为胜。今虽吴、蜀皆有，惟以雅州、眉州者为良。药物之兴废不同如此。大抵有二种：一种根粗无毛有珠，如鹰鸡爪形而坚实，色深黄；一种无珠多毛而中虚，黄色稍淡。各有所宜。

【气味】 苦，寒，无毒。

【主治】 热气，目痛眦伤泣出，明目，肠澼腹痛下痢，妇人阴中肿痛。久服令人不忘。（《本经》）

主五脏冷热，久下泄澼脓血，止消渴大惊，除水利骨，调胃厚肠益胆，疗

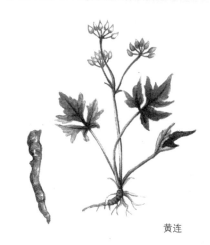

黄连

口疮。（《别录》）

治五劳七伤，益气，止心腹痛，惊悸烦躁，润心肺，长肉止血，天行热疾，止盗汗并疮疥。猪肚蒸为丸，治小儿疳气，杀虫。（《大明》）

治郁热在中，烦躁恶心，兀兀欲吐，心下痞满。（元素）

主心病逆而盛，心积伏梁。（好古）

去心窍恶血，解服药过剂烦闷及巴豆、轻粉毒。（时珍）

【发明】 〔杲曰〕诸痛痒疮疡，皆属心火。凡诸疮宜以黄连、当归为君，甘草、黄芩为佐。凡眼暴发赤肿，痛不可

附方

消渴尿多。用黄连末，蜜丸梧子大。每服三十九，白汤下。（《肘后方》）

小儿下痢（赤白多时，体弱不堪）。以宣连用水浓煎，和蜜，日服五六次。（《子母秘录》）

热毒血痢。宣黄连一两，水二升，煮取半升，露一宿，空腹热服，少卧将息，一二日即止。（《千金方》）

鸡冠痔疾。黄连末敷之。加赤小豆末尤良。（《斗门方》）

痢痔脱肛。冷水调黄连末涂之，良。（《经验良方》）

牙痛恶热。黄连末掺之，立止。（李楼《奇方》）

口舌生疮。用黄连煎酒，时含呷之。赴筵散：用黄连、干姜等分，为末掺之。（《肘后》）

忍者，宜黄连、当归以酒浸煎之。宿食不消，心下痞满者，须用黄连、枳实。

〔弘景曰〕俗方多用黄连治痢及渴，道方服食长生。

〔慎微曰〕刘宋王微黄连赞云：黄连味苦，左右相因。断凉涤暑，阐命轻身。缙云昔御，飞跸上旻。不行而至，吾闻其人。又梁江淹黄连颂云：黄连上草，丹砂之次。御孽辟妖，长灵久视。骖龙行天，驯马匝地。鸿飞以仪，顺道则利。

〔时珍曰〕《本经》《别录》并无黄连久服长生之说，惟陶弘景言道方久服长生。《神仙传》载封君达、黑穴公，并服黄连五十年得仙。窃谓黄连大苦大寒之药，用之降火燥湿，中病即当止。岂可久服，使肃杀之令常行，而伐其生发冲和之气乎？《素问》载岐伯言：五味入胃，各归所喜攻。久而增气，物化之常也。气增而久，夭之由也。王冰注云：酸入肝为温，苦入心为热，辛入肺为清，咸入肾为寒，甘入脾为至阴而四气兼之，皆增其味而益其气，故各从本脏之气为用。所以久服黄连、苦参反热，从火化也。余味皆然。久则脏气偏胜，即有偏绝，则有暴夭之道。是以绝粒肥饵之人不暴亡者，无五味偏助也。

龙胆

《本经》中品

释名 陵游。〔志曰〕叶如龙葵，味苦如胆，因以为名。

集解 〔《别录》曰〕龙胆生齐朐山谷及冤句，二月、八月、十一月、十二月采根阴干。
〔弘景曰〕今出近道，以吴兴者为胜。根状似牛膝，其味甚苦。
〔颂曰〕宿根黄白色，下抽根十余条，类牛膝而短。直上生苗，高尺余。四月生叶如嫩蒜，细茎如小竹枝。七月开花，如牵牛花，作铃铎状，青碧色。冬后结子，苗便枯。俗呼草龙胆。又有山龙胆，味苦涩，其叶经霜雪不凋。山人用治四肢疼痛，与此同类而别种也。采无时候。

【气味】 苦、涩，大寒，无毒。

【主治】 骨间寒热，惊痫邪气，续绝伤，定五脏，杀蛊毒。（《本经》）

治小儿壮热骨热，惊痫入心，时疾热黄，痫肿口疮。（甄权）

除胃中伏热，时气温热，热泄下痢，去肠中小虫，益肝胆气，止惊惕。久服益智不忘，轻身耐老。（《别录》）

客忤疳气，热病，明目止烦，治疮疥。（《大明》）

去目中黄及睛赤肿胀，瘀肉高起，

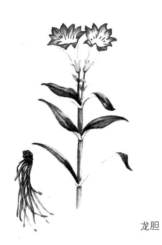

龙胆

痛不可忍。（元素）

退肝经邪热，除下焦湿热之肿，泻膀胱火。（李杲）

疗咽喉痛，风热盗汗。（时珍）

【发明】〔元素曰〕龙胆味苦性寒，气味俱厚，沉而降，阴也，足厥阴、少阳经气分药也。其用有四：除下部风湿，一也；及湿热，二也；脐下至足肿痛，三也；寒湿脚气，四也。下行之功与防己同，酒浸则能上行，外行以柴胡为主，龙胆为使，治眼中疾必用之药。

〔时珍曰〕相火寄在肝胆，有泻无补，故龙胆之益肝胆之气，正以其能泻肝胆之邪热也。但大苦大寒，过服恐伤胃中生发之气，反助火邪，亦久服黄连反从火化之义。《别录》久服轻身之说，恐不足信。

附方

伤寒发狂。草龙胆为末，入鸡子清、白蜜，化凉水服二钱。（《伤寒蕴要》）

四肢疼痛。山龙胆根细切，用生姜自然汁浸一宿，去其性，焙干捣末，水煎一钱匕，温服之。此与龙胆同类别种，经霜不凋。（苏颂《图经本草》）

谷疸劳疸。谷疸因食而得，劳疸因劳而得。用龙胆一两，苦参三两，为末，牛胆汁和丸梧子大。先食以麦饮服五丸，日三服，不知稍增。劳疸加龙胆一两，栀子仁三七枚，以猪胆和丸。（《删繁方》）

一切盗汗（妇人、小儿一切盗汗，又治伤寒后盗汗不止）。龙胆草研末，每服一钱，猪胆汁三两点，入温酒少许调服。（杨氏《家藏方》）

小儿盗汗（身热）。龙胆草、防风各等分，为末。每服一钱，米饮调下。亦可丸服，及水煎服。（《婴童百问》）

暑行目涩。生龙胆捣汁一合，黄连浸汁一匙，和点之。（危氏《得效方》）

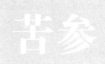

苦参

《本经》中品

释名 地槐、水槐。〔时珍曰〕苦以味名，参以功名，槐以叶形名也。

集解 〔《别录》曰〕苦参生汝南山谷及田野，三月、八月、十月采根暴干。

〔弘景曰〕近道处处有之。叶极似槐叶，花黄色，子作荚，根味至苦恶。

〔颂曰〕其根黄色，长五七寸许，两指粗细。三五茎并生，苗高三四尺以来。叶碎青色，极似槐叶，春生冬凋。其花黄白色，七月结实如小豆子。河北生者无花子。五月、六月、八月、十月采根暴干。

〔时珍曰〕七八月结角如萝卜子，角内有子二三粒，如小豆而坚。

【气味】苦，寒，无毒。

【主治】心腹结气，症瘕积聚，黄疸，溺有余沥，逐水，除痈肿，补中，明目止泪。(《本经》)

渍酒饮，治疥杀虫。(弘景)

治恶虫，胫酸。(苏恭)

治热毒风，皮肌烦燥生疮，赤癞眉脱，除大热嗜睡，治腹中冷痛，中恶腹痛。(甄权)

杀疳虫。炒存性，米饮服，治肠风泻血并热痢。(时珍)

附方

小儿身热。苦参煎汤浴之，良。(《外台秘要》)

毒热足肿（作痛欲脱者）。苦参煮酒渍之。(姚僧坦《集验方》)

大肠脱肛。苦参、五倍子、陈壁土等分，煎汤洗之，以木贼末敷之。(《医方摘要》)

齿缝出血。苦参一两，枯矾一钱，为末，日三揩之，立验。(《普济方》)

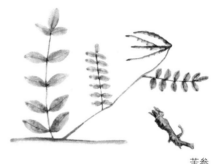

苦参

【发明】〔元素曰〕苦参味苦气沉纯阴，足少阴肾经君药也。治本经须用，能逐湿。

〔颂曰〕古今方用治风热疮疹最多。

〔震亨曰〕苦参能峻补阴气，或得之而致腰重者，因其气降而不升也，非伤肾之谓也。其治大风有功，况风热细疹乎？

〔时珍曰〕子午乃少阴君火对化，故苦参、黄檗之苦寒，皆能补肾，盖取其苦燥湿、寒除热也。热生风，湿生虫，故又能治风杀虫。惟肾水弱而相火胜者，用之相宜。若火衰精冷，真元不足，及年高之人，不可用也。

实

十月收采。

【气味】同根。

【主治】久服轻身不老，明目。饵如槐子法，有验。（苏恭）

白鲜皮

《本经》中品

释名 白膻、白羊鲜、地羊鲜、金雀儿椒。〔弘景曰〕俗呼为白羊鲜。气息正似羊膻，故又名白膻。
〔时珍曰〕鲜者，羊之气也。此草根白色，作羊膻气，其子累累如椒，故有诸名。
集解 〔《别录》曰〕白鲜皮生上谷川谷及冤句，四月、五月采根阴干。
〔弘景曰〕近道处处有，以蜀中者为良。
〔恭曰〕其叶似茱萸，高尺余，根皮白而心实，花紫白色。根宜二月采，若四月、五月采，便虚恶矣。
〔颂曰〕今河中、江宁府、滁州、润州皆有之。苗高尺余，茎青，叶稍白，如槐亦似茱萸。四月开花淡紫色，似小蜀葵花。根似小蔓菁，皮黄白而心实。山人采嫩苗为菜茹。

根 皮

【气味】苦，寒，无毒。

【主治】头风黄疸，咳逆淋沥，女子阴中肿痛，湿痹死肌，不可屈伸起止行步。（《本经》）

疗四肢不安，时行腹中大热饮水，欲走大呼，小儿惊痫，妇人产后余痛。（《别录》）

附方

鼠瘘已破（出脓血者）。白鲜皮煮汁，服一升，当吐若鼠子也。（《肘后方》）

产后中风（人虚不可服他药者）。一物白鲜皮汤，用新汲水三升，煮取一升，温服。（陈延之《小品方》）

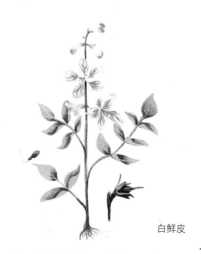

白鲜皮

治一切热毒风、恶风，风疮疥癣赤烂，眉发脱脆，皮肌急，壮热恶寒，解热黄、酒黄、急黄、谷黄、劳黄。（甄权）

通关节，利九窍及血脉，通小肠水气，天行时疾，头痛眼疼。其花同功。

（《大明》）

【发明】〔时珍曰〕白鲜皮气寒善行，味苦性燥，足太阴、阳明经去湿热药也，兼入手太阴、阳明，为诸黄风痹要药。世医止施之疮科，浅矣。

连翘

释名 连、异翘、旱莲子、兰华、三廉。根名连轺、竹根。〔恭曰〕其实似莲作房，翘出众草，故名。

集解 〔恭曰〕此物有两种：大翘，小翘。大翘生下湿地。其小翘生冈原之上。

【气味】苦，平，无毒。

【主治】通利五淋，小便不通，除心家客热。（甄权）

通小肠，排脓，治疮疖，止痛，通月经。（《大明》）

泻心火，除脾胃湿热，治中部血证，以为使。（震亨）

【发明】〔元素曰〕连翘之用有三：泻心经客热，一也；去上焦诸热，二也；为疮家圣药，三也。

〔好古曰〕手足少阳之药，治疮疡瘤瘰核有神，与柴胡同功，但分气血之异尔。与鼠粘子同用治疮疡，别有神功。

附方

项边马刀（属少阳经）。用连翘二斤，瞿麦一斤，大黄三两，甘草半两。每用一两，以水一碗半，煎七分，食后热服。十余日后，灸临泣穴二七壮，六十日决效。（张洁古《活法机要》）

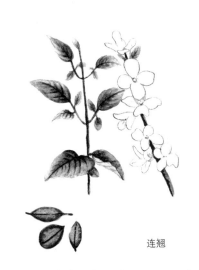

连翘

〔时珍曰〕连翘状似人心，两片合成，其中有仁甚香，乃少阴心经、厥阴包络气分主药也。诸痛痒疮皆属心火，故为十二经疮家圣药，而兼治手足少阳手阳明三经气分之热也。

【气味】甘，寒、平，有小毒。

【主治】下热气，益阴精，令人面悦好，明目。久服轻身耐老。（《本经》）

治伤寒瘀热欲发黄。（时珍）

【发明】〔好古曰〕此即连翘根也，能下热气。故张仲景治伤寒瘀热在里，麻黄连翘赤小豆汤用之。注云：即连翘根也。

痈疽肿毒。连翘草及根各一升，水一斗六升，煮汁三升服取汗。（《外台秘要》）

蒲公英

《唐本草》

释名 耨耨草、金簪草、黄花地丁。

集解 〔时珍曰〕地丁江之南北颇多，他处亦有之，岭南绝无。小科布地，四散而生，茎、叶、花、絮并似苦苣，但小耳。嫩苗可食。

苗

【气味】甘，平，无毒。

【主治】妇人乳痈水肿，煮汁饮及封之，立消。（恭）

解食毒，散滞气，化热毒，消恶肿、结核、丁肿。（震亨）

【发明】〔震亨曰〕此草属土，开黄花，味甘。解食毒，散滞气，可入阳明、太阴经。化热毒，消肿核，有奇功。同忍冬藤煎汤，入少酒佐服，治乳痈，服罢欲睡，是其功也。睡觉微汗，病即安矣。

〔时珍曰〕萨谦斋《瑞竹堂方》有擦牙乌须发还少丹，甚言此草之功，盖取其能通肾也。故东垣李氏言其为少阴本经必用之药，而本草者不知此义。

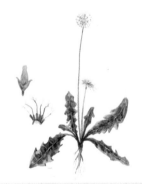

蒲公英

乳痈红肿。蒲公英一两，忍冬藤二两，捣烂。水二钟，煎一钟，食前服。睡觉病即去矣。（《积德堂方》）

疳疮疔毒。蒲公英捣烂覆之，即黄花地丁也。别更捣汁，和酒煎服，取汗。（《唐氏方》）

多年恶疮。蒲公英捣烂贴。（《救急方》）

紫花地丁

《纲目》

释名 箭头草、独行虎。

集解 〔时珍曰〕处处有之。其叶似柳而微细，夏开紫花结角。平地生者起茎，沟堑边生者起蔓。《普济方》云：乡村篱落生者，夏秋开小白花，如铃儿倒垂，叶微似木香花之叶。此与紫花者相庚，恐别一种也。

【气味】苦、辛，寒，无毒。

【主治】一切痈疽发背，疔肿瘰疬，无名肿毒恶疮。（时珍）

附方

黄疸内热。地丁末，酒服三钱。（《乾坤秘韫》）

稻芒粘咽（不得出者）。箭头草嚼咽下。同上方。

痈疽恶疮。紫花地丁（连根）同苍耳叶等分，捣烂，酒一钟，搅汁服。（杨诚《经验方》）

痈疽发背（无名诸肿，贴之如神）。紫花地丁草，三伏时收。以白面和成，盐醋浸一夜贴之。昔有一尼发背，梦得此方，数日而痊。（孙天仁《集效方》）

一切恶疮。紫花地丁根，日干，以罐盛，烧烟对疮熏之，出黄水，取尽愈。（《卫生易简方》）

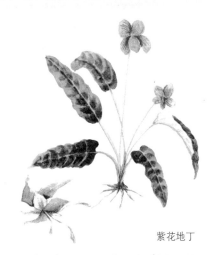

紫花地丁

瘰疬丁疮（发背诸肿）。紫花地丁根（去粗皮）同白蒺藜为末，油和涂神效。（《乾坤秘韫》）

丁疮肿毒。《千金方》：用紫花地丁草捣汁服，虽极者亦效。杨氏方：用紫花地丁草、葱头、生蜜共捣贴之。若瘤疮，加新黑牛屎。

青黛

宋《开宝》

释名 靛花、青蛤粉。〔时珍曰〕黛，眉色也。刘熙《释名》云：灭去眉毛，以此代之，故谓之黛。

集解 〔志曰〕青黛从波斯国来。今以太原并庐陵、南康等处，染淀瓮上沫紫碧色者用之，与青黛同功。

〔时珍曰〕波斯青黛，亦是外国蓝靛花，既不可得，则中国靛花亦可用。或不得已，用青布浸汁代之。货者复以干淀充之，然有石灰，入服饵药中当详之。

【气味】咸，寒，无毒。

【主治】解诸药毒，小儿诸热，惊痫发热，天行头痛寒热，并水研服之。亦磨敷热疮恶肿，金疮下血，蛇犬等毒。（《开宝》）

解小儿疳热，杀虫。（甄权）

小儿丹热，和水服之。同鸡子白、大黄末，敷疮痈蛇虺螫毒。（藏器）

泻肝，散五脏郁火，解热，消食积。（震亨）

去热烦，吐血咯血，斑疮阴疮，杀恶虫。（时珍）

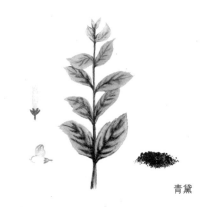

青黛

附方

心口热痛。姜汁调青黛一钱服之。（《医学正传》）

内热吐血。青黛二钱，新汲水下。（《圣惠方》）

肺热咯血。青饼子：用青黛一两，杏仁（以牡蛎粉炒过）一两，研匀，黄蜡化和，作三十饼子。每服一饼，以干柿半个夹定。湿纸裹，煨香嚼食，粥饮送下，日三服。（华佗《中藏经》）

烂弦风眼。青黛、黄连泡汤，日洗。（《明目方》）

伤寒赤斑。青黛二钱，水研服。（《活人书》）

豌豆疮毒（未成脓者）。波斯青黛一枣许，水研服。（《梅师方》）

瘰疬未穿。靛花、马齿苋同捣，日日涂敷，取效。（《简便方》）

诸毒虫伤。青黛、雄黄等分，研末，新汲水服二钱。（《古今录验》）

败酱

《本经》中品

释名 苦菜、苦蘵、泽败、鹿肠、鹿首、马草。〔弘景曰〕根作陈败豆酱气，故以为名。

集解 〔时珍曰〕处处原野有之。俗名苦菜，野人食之，江东人每采收储焉。春初生苗，深冬始凋。

【气味】苦，平，无毒。

【主治】除痈肿浮肿结热，风痹不足，产后腹痛。(《别录》)

治血气心腹痛，破症结，催生落胞，血运鼻衄吐血，赤白带下。赤眼障膜努

产后腹痛（如锥刺者）。败酱草五两，水四升，煮二升，每服二合，日三服，良。(《卫生易简方》)

腹痛有脓。薏苡仁附子败酱汤：用薏苡仁十分，附子二分，败酱五分，捣为末。每以方寸匕，水二升，煎一升，顿服。小便当下。即愈。（张仲景《金匮玉函》）

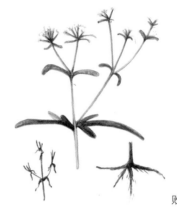

败酱

肉，聤耳，疮疖疥癣丹毒，排脓补瘘。(《大明》)

【发明】〔时珍曰〕败酱乃手足阳明厥阴药也。善排脓破血，故仲景治痈及古方妇人科皆用之。乃易得之物，而后人不知用，盖未遇识者耳。

白头翁

释名 野丈人、胡王使者、奈何草。〔弘景曰〕处处有之。近根处有白茸，状似白头老翁，故以为名。〔时珍曰〕丈人、胡使、奈何，皆状老翁之意。

集解 〔《别录》曰〕白头翁生高山山谷及田野，四月采。
〔宗奭曰〕白头翁生河南洛阳界，其新安山野中屡尝见之，正如苏恭所说。至今本处山中及人卖白头翁丸，言服之寿考，又失古人命名之义。陶氏所说，失于不审，宜其排呲也。
〔机曰〕寇宗奭以苏恭为是，苏颂以陶说为是。大抵此物用根，命名取象，当准苏颂《图经》，而恭说恐别是一物也。

【气味】苦，温，无毒。

【主治】温疟，狂易寒热，症瘕积聚

瘿气，逐血止腹痛，疗金疮。(《本经》)

鼻衄。(《别录》)

止毒痢。(弘景)

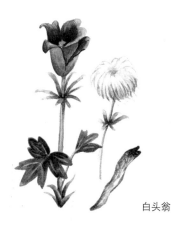

白头翁

赤痢腹痛，齿痛，百节骨痛，项下瘤疬。(甄权)

一切风气，暖腰膝，明目消赘。(《大明》)

【发明】〔颂曰〕俗医合补下药甚验，亦冲人。

〔杲曰〕气厚味薄，可升可降，阴中阳也。张仲景治热痢下重，用白头翁汤主之。盖肾欲坚，急食苦以坚之。痢则下焦虚，故以纯苦之剂坚之。男子阴疝偏坠，小儿头秃膻腥，鼻衄无此不效，毒痢有此获功。

〔吴绶曰〕热毒下痢紫血鲜血者宜之。

【主治】疟疾寒热，白秃头疮。(时珍)

附方

白头翁汤。治热痢下重。用白头翁二两，黄连、黄檗、秦皮各三两，水七升，煮二升，每服一升，不愈更服。妇人产后痢虚极者，加甘草、阿胶各二两。(仲景《金匮玉函方》)

阴癫偏肿。白头翁根(生者)不限多少，捣敷肿处。一宿当作疮，二十日愈。(《外台秘要》)

外痔肿痛。白头翁草，一名野丈人，以根捣涂之，逐血止痛。(《卫生易简方》)

漏卢

《本经》上品

释名 野兰、荚蒿。〔时珍曰〕屋之西北黑处谓之漏。凡物黑色谓之卢。此草秋后即黑，异于众草，故有漏卢之称。

集解 〔《别录》曰〕漏卢生乔山山谷。八月采根，阴干。

〔恭曰〕此药俗名荚蒿，茎叶似白蒿，花黄，生荚，长似细叶之荚，大如箸许，有四五瓣，七八月后皆黑，异于众草，蒿之类也。常用其茎叶及子，未见用根。其鹿骊，山南谓之木黎芦，有毒，非漏卢也。今人以马蓟似苦芙者为漏卢，亦非也。

〔时珍曰〕按沈存中《笔谈》云：今方家所用漏卢乃飞廉也。飞廉一名漏卢，苗似苦芙，根如牛蒡绵头者是也。采时用根。今闽中所谓漏卢，茎如油麻，高六七尺，秋深枯黑如漆，采时用苗，乃真漏卢也。

【气味】咸，寒，无毒。

【主治】皮肤热毒，恶疮疽痔，湿痹，下乳汁。久服轻身益气，耳目聪明，不老延年。（《本经》）

止遗溺，热气疮痒如麻豆，可作浴汤。（《别录》）

通小肠，泄精尿血，肠风，风赤眼，小儿壮热，扑损，续筋骨，乳痈瘰疬金疮，止血排脓，补血长肉，通经脉。（《大明》）

【发明】〔弘景曰〕此药久服甚益人，而服食方罕见用之。近道出者，惟疗瘰疬疥耳，市人皆取苗用。

〔时珍曰〕漏卢下乳汁，消热毒，排脓止血，生肌杀虫。故东垣以为手足阳明药，而古方治痈疽发背，以漏卢汤为首称也。庞安常《伤寒论》治痈疽及预解时行痘疹热，用漏卢叶，云无则以山栀子代之。亦取其寒能解热，盖不知其能入阳明之故也。

附方

腹中蛔虫。漏卢为末，以饼臛和方寸匕，服之。（《外台秘要》）

小而无害。疳病肚胀，或时泄痢，冷热不调。以漏卢一两，杵为散。每服一钱，以猪肝一两，入盐少许，以水同

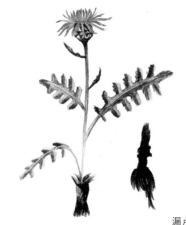

漏卢

煮熟，空心顿食之。（《圣惠方》）

乳汁不下。乃气脉壅塞也，又治经络凝滞，乳内胀痛，邪畜成痈，服之自然内消。漏卢二两半，蛇退十条（炙焦），栝楼十个（烧存性）。为末。每服二钱，温酒调下，良久以热羹汤投之，以通为度。（《和剂方》）

历节风痛（筋脉拘挛）。古圣散：用漏卢（麸炒）半两，地龙（去土炒）半两，为末，生姜二两取汁，入蜜三两，同煎三五沸，入好酒五合，盛之。每以三杯，调末一钱，温服。（《圣济总录》）

一切痈疽（发背）。初发二日，但有热证，便宜服漏卢汤，退毒下脓，乃是宣热拔毒之剂，热退即住服。漏卢（用有白茸者）、连翘、生黄芪、沉香各一两，生粉草半两，大黄（微炒）一两，为细末。每服二钱，姜枣汤调下。（李迅《痈疽集验方》）

白秃头疮。五月收漏卢草，烧灰，猪膏和涂之。（《圣济总录》）

马勃

┃释名┃ 马疕、灰菰、牛屎菰。

┃集解┃ 〔《别录》曰〕马勃生园中久腐处。

〔弘景曰〕俗呼马穷勃是也。紫色虚软，状如狗肺，弹之粉出。

〔宗奭曰〕生湿地及腐木上，夏秋采之。有大如斗者，小亦如升杓。韩退之所谓牛溲、马勃，俱收并畜者是也。

【气味】辛，平，无毒。

【主治】恶疮马疥。（《别录》）

敷诸疮甚良。（弘景）

去膜，以蜜拌揉，少以水调呷，治喉痹咽疼。（宗奭）

清肺散血，解热毒。（时珍）

【发明】〔时珍曰〕马勃轻虚，上焦肺经药也。故能清肺热、咳嗽、喉痹、衄血、失音诸病。李东垣治大头病，咽喉不利，普济消毒饮亦用之。

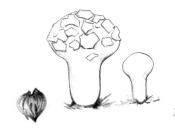

马勃

附方

咽喉肿痛（咽物不得）。马勃一分，蛇退皮一条（烧），细研为末。绵裹一钱，含咽立瘥。（《圣惠方》）

地黄

┃释名┃ 苄（音户）、芑（音起）、地髓。〔《大明》曰〕生者以水浸验之。浮者名天黄，半浮半沉者名人黄，沉者名地黄。入药沉者为佳，半沉者次之，浮者不堪。〔时珍曰〕《尔雅》云：苄，地黄。郭璞云：江东呼为苄。罗愿云：苄以沉下者珍为贵，故字从下。

┃集解┃ 〔《别录》曰〕地黄生咸阳川泽黄土者佳，二月、八月采根阴干。

〔宗奭曰〕地黄叶如甘露子，花如脂麻花，但有细斑点。北人谓之牛奶子花，茎有微细短白毛。

〔时珍曰〕今人惟以怀庆地黄为上，亦各处随时兴废不同尔。其苗初生塌地，叶如山白菜而毛涩，叶面深青色，又似小芥叶而颇厚，不叉丫。叶中撺茎，上有细毛。茎梢开小筒子花，红黄色。结实如小麦粒。根长四五寸，细如手指，皮赤黄色，如羊蹄根及胡萝卜根，曝干乃黑，生食作土气。俗呼其苗为婆婆奶。古人种子，今惟种根。王旻《山居录》云：地黄嫩苗，摘其旁叶作菜，甚益人。本草以二月、八月采根，殊未穷物性。八月残叶犹在，叶中精气，未尽归根。二月新苗已生，根中精气已滋于叶。不如正月、九月采者殊好，又与蒸曝相宜。《礼记》云：羊苄豕薇，则自古已食之矣。

【气味】甘，寒，无毒。

【主治】伤中，逐血痹，填骨髓，长肌肉。作汤除寒热积聚，除痹，疗折跌绝筋。久服轻身不老，生者尤良。(《本经》)

主男子五劳七伤，女子伤中胞漏下血，破恶血，溺血，利大小肠，去胃中宿食，饱力断绝，补五脏内伤不足，通血脉，益气力，利耳目。(《别录》)

助心胆气，强筋骨长志，安魂定魄，治惊悸劳劣，心肺损，吐血鼻衄，妇人崩中血运。(《大明》)

产后腹痛。久服变白延年。(甄权)

凉血生血，补肾水真阴，除皮肤燥，去诸湿热。(元素)

主心病掌中热痛，脾气痿蹶嗜卧，足下热而痛。(好古)

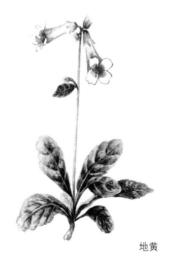

地黄

【主治】大寒。妇人崩中血不止，及产后血上薄心闷绝。伤身胎动下血，胎不落，堕坠踠折，瘀血留血，鼻衄吐血。皆捣饮之。(《别录》)

解诸热，通月水，利水道。捣贴心腹，能消瘀血。(甄权)

【发明】〔好古曰〕生地黄入手少阴，又为手太阳之剂，故钱仲阳泻丙火与木通同用以导赤也。诸经之血热，与他药相随，亦能治之。溺血、便血皆同。

〔权曰〕病人虚而多热者，宜加用之。

〔宗奭曰〕《本经》只言干、生二种，不言熟者。如血虚劳热，产后虚热，老人中虚燥热者，若与生干，当虑太寒，故后世改用蒸曝熟者。生熟之功殊别，不可不详。

〔时珍曰〕《本经》所谓干地黄者，乃阴干、日干、火干者，故又云生者尤良。《别录》复云生地黄者，乃新掘鲜者，故其性大寒。其熟地黄乃后人复蒸晒者。诸家本草皆指干地黄为熟地黄，

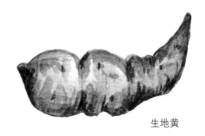

生地黄

虽主治证同，而凉血补血之功稍异，故今别出熟地黄一条于下。

【气味】甘、微苦，微温，无毒。

【主治】填骨髓，长肌肉，生精血，补五脏内伤不足，通血脉，利耳目，黑须发，男子五劳七伤，女子伤中胞漏，经候不调，胎产百病。（时珍）

补血气，滋肾水，益真阴，去脐腹急痛，病后胫股酸痛。（元素）

【发明】〔元素曰〕地黄生则大寒而凉血，血热者须用之；熟则微温而补肾，血衰者须用之。又脐下痛属肾经，非熟地黄不能除，乃通肾之药也。

〔时珍曰〕按王硕《易简方》云：男子多阴虚，宜用熟地黄；女子多血热，宜用生地黄。又云：生地黄能生精血，天门冬引入所生之处；熟地黄能补精血，用麦门冬引入所补之处。虞抟《医学正传》云：生地黄生血，而胃气弱者服之，恐妨食；熟地黄补血，而痰饮多者服之，恐泥膈。或云：生地黄酒炒则不妨胃，熟地黄姜汁炒则不泥膈。此皆得用地黄之精微者也。

附方

服食法。地黄根净洗，捣绞汁，煎令稠，入白蜜更煎，令可丸，丸如梧子大。每晨温酒送下三十丸，日三服。亦可以青州枣和丸。或别以干地黄末入膏，丸服亦可，百日面如桃花，三年身轻不老。《抱朴子》云：楚文子服地黄八年，夜视有光。（《神仙方》）

地黄煎。补虚除热，治吐血唾血，取乳石，去痈疖等疾。生地黄不拘多少，三捣三压，取汁令尽，以瓦器盛之，密盖勿泄气。汤上煮减半，绞去滓，再煎如饧，丸弹子大。每温酒服一丸，日二服。（《千金方》）

男女虚损。或大病后，或积劳后，四体沉滞，骨肉酸痛，吸吸少气，或小腹拘急，腰背强痛，咽干唇燥。或饮食无味，多卧少起，久者积年，轻者百日，渐至瘦削。用生地黄二斤，面一斤，捣烂，炒干为末。每空心酒服方寸匕，日三服。忌如法。（《肘后方》）

虚劳困乏。地黄一石，取汁，酒三斗，搅匀煎收。日服。（《必效方》）

妊娠胎动。生地黄捣汁，煎沸，入鸡子白一枚，搅服。（《圣惠方》）

产后恶血（不止）。干地黄捣末，每食前热酒服一钱。连进三服。（《瑞竹堂方》）

产后烦闷（乃血气上冲）。生地黄汁、清酒各一升，相和煎沸，分二服。（《集验方》）

产后百病。地黄酒。用地黄汁渍曲二升，净秫米二斗，令发，如常酿之。至熟，封七日，取清，常服令相接。忌生冷酢滑、蒜鸡猪鱼肉一切毒物。未产先一月酿成。夏月不可造。（《千金翼方》）

小儿热病（壮热烦渴，头痛）。生地黄汁三合，蜜半合，和匀，时时与服。（《普济方》）

【主治】恶疮似癞，十年者，捣烂日涂，盐汤先洗。(《千金方》)

【主治】四月采，阴干捣末，水服方寸匕，日三服，功与地黄等。(苏颂)

【主治】为末服食，功同地黄。(苏颂)

肾虚腰脊痛，为末，酒服方寸匕，日三。(时珍)

> 附方
>
> 内障青盲(风赤生翳，及坠眼日久，瞳损失明)。地黄花(晒)、黑豆花(晒)、槐花(晒)各一两，为末。猪肝一具，同以水二斗，煮至上有凝脂，掠尽瓶收。每点少许，日三四次。(《圣惠方》)

《本经》中品

释名 黑参。〔时珍曰〕玄，黑色也。〔弘景曰〕其茎微似人参，故得参名。

集解 〔时珍曰〕今用玄参，正如苏颂所说。其根有腥气，故苏恭以为臭也。宿根多地蚕食之，故其中空。花有紫、白二种。

【气味】苦，微寒，无毒。

【主治】腹中寒热积聚，女子产乳余疾，补肾气，令人明目。(《本经》)

热风头痛，伤寒劳复，治暴结热，散瘤瘘瘰疬。(甄权)

治游风，补劳损，心惊烦躁，骨蒸传尸邪气，止健忘，消肿毒。(《大明》)

滋阴降火，解斑毒，利咽喉，通小便血滞。(时珍)

【发明】〔时珍曰〕肾水受伤，真阴失守，孤阳无根，发为火病，法宜壮水以制火，故玄参与地黄同功。其消瘰疬亦是散火，刘守真言结核是火病。

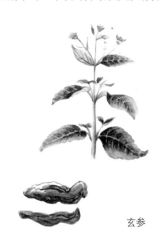

玄参

发斑咽痛。玄参升麻汤：用玄参、升麻、甘草各半两，水三盏，煎一盏半，温服。（《南阳活人书》）

小肠疝气。黑参咬咀，炒，为丸。

每服一钱半，空心酒服，出汗即效。（孙天仁《集效方》）

鼻中生疮。玄参末涂之。或以水浸软塞之。（《卫生易简方》）

牡丹

《本经》中品

释名 木芍药、花王。〔时珍曰〕牡丹以色丹者为上，虽结子而根上生苗，故谓之牡丹。

集解 〔时珍曰〕牡丹惟取红白单瓣者入药。其千叶异品，皆人巧所致，气味不纯，不可用。

根　皮

【气味】辛，寒，无毒。

【主治】除时气头痛，客热五劳，劳气头腰痛，风噤癫疾。（《别录》）

久服轻身益寿。（《吴普》）

治冷气，散诸痛，女子经脉不通，血沥腰痛。（甄权）

通关膝血脉，排脓，消扑损瘀血，续筋骨，除风痹，落胎下胞，产后一切冷热血气。（《大明》）

治神志不足，无汗之骨蒸，衄血吐血。（元素）

和血生血凉血，治血中伏火，除烦热。（时珍）

【发明】〔元素曰〕牡丹乃天地之精，为群花之首。叶为阳，发生也。花为阴，成实也。丹者赤色，火也。故能泻阴胞中之火。四物汤加之，治妇人骨蒸。又曰：牡丹皮入手厥阴、足少阴，故治无汗之骨蒸；地骨皮入足少阴、手少阳，故治有汗之骨蒸。神不足者手少阴，志不足者足少阴，故仲景肾气丸用之，治神志不足也。又能治肠胃积血，及吐血、衄血必用之药，故犀角地黄汤用之。

〔杲曰〕心虚，肠胃积热，心火炽

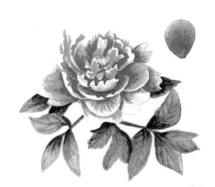

牡丹

甚，心气不足者，以牡丹皮为君。

〔时珍曰〕牡丹皮治手、足少阴、厥阴四经血分伏火。盖伏火即阴火也，阴火即相火也。古方惟以此治相火，故仲景肾气丸用之。后人乃专以黄檗治相火，不知牡丹之功更胜也。此乃千载秘奥，人所不知，今为拈出。赤花者利，白花者补，人亦罕悟，宜分别之。

附方

癫疝偏坠（气胀不能动者）。牡丹皮、防风等分，为末，酒服二钱，甚效。（《千金方》）

金疮内漏（血不出）。牡丹皮为末，水服三指撮，立尿出血也。（《千金方》）

下部生疮（已决洞者）。牡丹末，汤服方寸匕，日三服。（《肘后方》）

紫草

《本经》中品

释名 紫丹、紫芙（音袄）、茈萸（音紫戾）、藐（音邈）、地血、鸦衔草。〔时珍曰〕此草花紫根紫，可以染紫，故名。《尔雅》作茈草。瑶、侗人呼为鸦衔草。

集解 〔《别录》曰〕紫草生砀山山谷及楚地，三月采根阴干。
〔弘景曰〕今出襄阳，多从南阳新野来，彼人种之，即是今染紫者，方药都不复用。《博物志》云：平氏阳山紫草特好，魏国者染色殊黑，比年东山亦种之，色小浅于北者。
〔恭曰〕所在皆有，人家或种之。苗似兰香，茎赤节青，二月开花紫白色，结实白色，秋月熟。
〔时珍曰〕种紫草，三月逐垄下子，九月子熟时刈草，春社前后采根阴干，其根头有白毛如茸。未花时采，则根色鲜明；花过时采，则根色黯恶。采时以石压扁曝干。收时忌人溺及驴马粪并烟气，皆令草黄色。

【气味】苦，寒，无毒。

【主治】心腹邪气，五疸，补中益气，利九窍。（《本经》）

通水道，疗肿胀满痛。以合膏，疗小儿疮，及面皯。（《别录》）

治恶疮瘑癣。（甄权）

治斑疹痘毒，活血凉血，利大肠。（时珍）

【发明】〔颂曰〕紫草古方稀用。今医家多用治伤寒时疾发疮疹不出者，以此作药，使其发出。韦宙《独行方》，治豌豆疮，煮紫草汤饮，后人相承用之，其效尤速。

〔时珍曰〕紫草味甘咸而气寒，入心包络及肝经血分。其功长于凉血活血，利大小肠。故痘疹欲出未出，血热毒盛，大便闭涩者，宜用之。已出而紫黑便闭者，亦可用。若已出而红活，及白陷大便利者，切宜忌之。故杨士瀛《直指方》

云：紫草治痘，能导大便，使发出亦轻。得木香、白术佐之，尤为有益。又曾世荣《活幼心书》云：紫草性寒，小儿脾气实者犹可用，脾气虚者反能作泻。古方惟用茸，取其初得阳气，以类触类，所以用发痘疮。今人不达此理，一概用之，非矣。

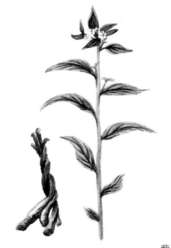

紫草

附方

消解痘毒。紫草一钱，陈皮五分，葱白三寸，新汲水煎服。(《直指方》)

婴童疹痘（三、四日，隐隐将出未出，色赤便闭者）。紫草二两剉，以百沸汤一盏泡，封勿泄气，待温时服半合，则疮虽出亦轻。大便利者勿用。煎服亦可。(《经验后方》)

痘毒黑疔。紫草三钱，雄黄一钱，为末，以胭脂汁调，银簪挑破，点之极妙。(《集简方》)

小儿白秃。紫草煎汁涂之。(《圣惠方》)

痈疽便闭。紫草、栝楼实等分，新水煎服。(《直指方》)

小便卒淋。紫草一两，为散，每食前用井华水服二钱。(《千金翼》)

产后淋沥。方同上。(《产宝》)

恶虫咬人。紫草煎油涂之。(《圣惠方》)

火黄身热。午后却凉（身有赤点或黑点者，不可治）。宜烙手足心、背心、百会、下廉。内服紫草汤：紫草、吴蓝一两，木香、黄连各一两，粗捣筛，每服五钱匕，水煎服。(《三十六黄方》)

青蒿

释名 草蒿、方溃、䔖、香蒿。〔时珍曰〕《晏子》云：蒿，草之高者也。按《尔雅》诸蒿，独䔖得单称为蒿，岂以诸蒿叶背皆白，而此蒿独青，异于诸蒿故耶。

集解 〔《别录》曰〕青蒿生华阴川泽。

〔弘景曰〕处处有之，即今青蒿，人亦取杂香菜食之。

〔颂曰〕青蒿春生苗，叶极细，可食。至夏高四五尺。秋后开细淡黄花，花下便结子，如粟米大，八九月采子阴干。根茎子叶并入药用，干炙作饮香尤佳。

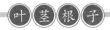

【气味】苦，寒，无毒。

【主治】疥瘙痂痒恶疮，杀虱，治留热在骨节间，明目。(《本经》)

【发明】〔颂曰〕青蒿治骨蒸热劳为最，古方单用之。

〔时珍曰〕青蒿得春木少阳之气最早，故所主之证，皆少阳、厥阴血分之病也。

附方

虚劳盗汗（烦热口干）。用青蒿一斤，取汁熬膏，入人参末、麦门冬末各一两，熬至可丸，丸如梧子大，每食后米饮服二十丸，名青蒿煎。(《圣济总录》)

疟疾寒热。用青蒿一握，水二升，捣汁服之(《肘后方》)。用五月五日天未明时采青蒿（阴干）四两，桂心一两，为末。未发前，酒服二钱。(《仁存方》)

酒痔便血。青蒿（用叶不用茎，用茎不用叶），为末。粪前冷水，粪后水酒调服。(《永类钤方》)

【气味】甘，冷，无毒。

【主治】明目开胃，炒用。治劳瘦，壮健人小便浸用之。治恶疮疥癣风疹，煎水洗之。(《大明》)

治鬼气，为末酒服方寸匕。（孟诜）

功同叶。（时珍）

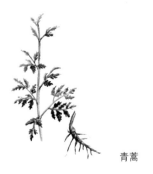

青蒿

附方

积热眼涩。三月三日或五月五日，采青蒿花或子，阴干为末，每井华水空心服二钱。久服明目，可夜看书，名青蒿散。(《十便良方》)

白薇

《本经》中品

【释名】薇草、白幕、春草。〔时珍曰〕微，细也。其根细而白也。
【集解】〔颂曰〕今陕西诸郡及舒、滁、润、辽州亦有之。茎叶俱青，颇类柳叶。六七月开花，八月结实。其根黄白色，类牛膝而短小，今人八月采之。

【气味】苦、咸、平，无毒。

【主治】暴中风身热肢满，忽忽不知人，狂惑邪气，寒热酸疼，温疟洗洗，

发作有时。(《本经》)

疗伤中淋露，下水气，利阴气，益精。久服利人。(《别录》)

风温灼热多眠，及热淋遗尿，金疮出血。(时珍)

【发明】〔时珍曰〕白薇古人多用，后世罕能知之。按张仲景治妇人产中虚烦呕逆，安中益气，竹皮丸方中，用白薇同桂枝各一分，竹皮、石膏各三分，甘草七分，枣肉为大丸，每以饮化一丸服。云有热者倍白薇，则白薇性寒，乃阳明经药也。徐之才《药对》言：白薇恶大枣，而此方又以枣为丸，盖恐诸药寒凉伤脾胃尔。

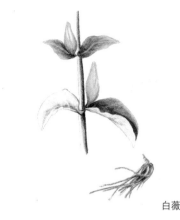

白薇

妇人遗尿（不拘胎前产后）。白薇、芍药各一两，为末。酒服方寸匕，日三服。(《千金方》)

枸杞

释名 枸檵（音计）、枸棘、苦杞、地骨。〔时珍曰〕枸、杞二树名。此物棘如枸之刺，茎如杞之条，故兼名之。

集解 〔时珍曰〕古者枸杞、地骨取常山者为上，其他丘陵阪岸者皆可用。后世惟取陕西者良，而又以甘州者为绝品。

【气味】枸杞：苦，寒，无毒。

【主治】枸杞：主五内邪气，热中消渴，周痹风湿。久服，坚筋骨，轻身不老，耐寒暑。(《本经》)

下胸胁气，客热头痛，补内伤大劳嘘吸，强阴，利大小肠。(《别录》)

补精气诸不足，易颜色，变白，明目安神，令人长寿。(甄权)

【发明】〔时珍曰〕此乃通指枸杞根、苗、花、实并用之功也。其单用之功，今列于下。

【气味】苦，寒。

【主治】细剉，拌面煮熟，吞之，去肾家风，益精气。(甄权)

泻肾火，降肺中伏火，去胞中火。退热，补正气。（好古）

去下焦肝肾虚热。（时珍）

枸杞子

【气味】苦，寒。〔权曰〕甘，平。

【主治】坚筋骨，耐老，除风，去虚劳。补精气。（孟诜）

主心病嗌干心痛，渴而引饮；肾病消中。（好古）

【发明】〔时珍曰〕枸杞之滋益不独子，而根亦不止于退热而已。但根、苗、子之气味稍殊，而主治亦未必无别。盖其苗乃天精，苦甘而凉，上焦心肺客热者宜之；根乃地骨，甘淡而寒，下焦肝肾虚热者宜之。此皆三焦气分之药，所谓热淫于内，泻以甘寒也。至于子则甘平而润，性滋而补，不能退热，止能补肾润肺，生精益气。此乃平补之药，所谓精不足者，补之以味也。分而用之，则各有所主；兼而用之，则一举两得。

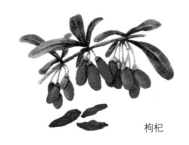

枸杞

附方

枸杞酒。用生枸杞子五升捣破，绢袋盛，浸好酒二斗中，密封勿泄气，二七日。服之任性，勿醉。（《外台秘要》）

面黯𪒟疱。枸杞子十斤，生地黄三斤，为末。每服方寸匕，温酒下，日三服。久则童颜。（《圣惠方》）

五劳七伤（庶事衰弱）。枸杞叶半斤（切），粳米二合，豉汁和，煮作粥。日日食之，良。（《经验方》）

泻下药

在中医药理论中，凡能润滑大肠或引起腹泻，促进排便的药物，称为泻下药。泻下药多苦寒沉降，能促进胃肠蠕动，可以使燥屎和胃肠积滞等排出体外，有泻下通便的功效；或能润滑大肠，可以使大便软化而易于排出；或能清热泻火，可以使实热壅滞者通过泻下而清解；或能逐水退肿，可以使水湿停饮随大小便排除。部分泻下药还兼有解毒、活血、祛瘀等功效。中医科学研究表明，泻下药主要具有利尿、泻下、抗炎、抗肿瘤、抗菌、抗病毒、利胆的作用。

本草

纲目

芦荟

宋《开宝》

释名 奴会、讷会、象胆。〔时珍曰〕名义未详。〔藏器曰〕俗呼为象胆，以其味苦如胆也。

集解 〔珣曰〕芦荟生波斯国。状似黑饧，乃树脂也。
〔颂曰〕今惟广州有来者。其木生山野中，滴脂泪而成。采之不拘时月。
〔时珍曰〕《药谱》及《图经》所状，皆言是木脂。而《一统志》云：爪哇、三佛齐诸国所出者，乃草属，状如鳌尾，采之以玉器捣成膏。与前说不同，何哉？岂亦木质草形乎。

【气味】苦，寒，无毒。

【主治】热风烦闷，胸膈间热气，明目镇心，小儿癫痫惊风，疗五疳，杀三虫及痔病疮瘘，解巴豆毒。（《开宝》）

主小儿诸疳热。（李珣）

单用，杀疳蛔。吹鼻，杀脑疳，除鼻痒。（甄权）

研末，敷蛋齿甚妙。治湿癣出黄汁。（苏颂）

【发明】〔时珍曰〕芦荟，乃厥阴经药也。其功专于杀虫清热。已上诸病，皆热与虫所生故也。

〔颂曰〕唐刘禹锡《传信方》云：予少年曾患癣，初在颈项间，后延上左耳，遂成湿疮浸淫。用斑蝥、狗胆、桃根诸药，徒令蜇蠚，其疮转盛。偶于楚州，卖药人教用芦荟一两，炙甘草半两，研末，先以温浆水洗癣，拭净敷之，立干便瘥。真神奇也。

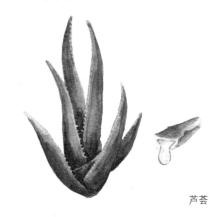

芦荟

附方

小儿脾疳。芦荟、使君子等分，为末。每米饮服一二钱。（《卫生易简方》）

大麻

《本经》上品

释名 火麻、黄麻、汉麻。雄者名枲麻、牡麻，雌者名苴麻、荸麻。花名麻蕡。

集解 〔时珍曰〕大麻即今火麻，亦曰黄麻。处处种之，剥麻收子。有雌有雄：雄者为枲，雌者为苴。

【气味】辛，温，无毒。

【主治】一百二十种恶风，黑色遍身苦痒，逐诸风恶血，治女人经候不通。（《药性》）

治健忘及金疮内漏。（时珍）

〔时珍曰〕此当是麻子连壳者，故《周礼》朝事之笾供蕡。《月令》食麻，与大麻可食、蕡可供，稍有分别，壳有毒而仁无毒也。

【气味】辛，平，有毒。

【主治】五劳七伤。（《本经》）

利五脏，下血，寒气，破积止痹散脓。久服，通神明，轻身。（《别录》）

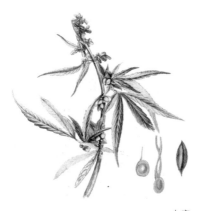

大麻

风癫百病。麻子四升，水六升，猛火煮令芽生，去滓煎取二升，空心服之。或发或不发，或多言语，勿怪之。但令人摩手足，顷定。进三剂愈。（《千金》）

【气味】甘，平，无毒。

【主治】补中益气。久服，肥健不老，神仙。（《本经》）

治中风汗出，逐水气，利小便，破积血，复血脉，乳妇产后余疾。沐发，长润。（《别录》）

润五脏，利大肠风热结燥及热淋。（士良）

补虚劳，逐一切风气，长肌肉，益毛发，通乳汁，止消渴，催生难产。（《日华》）

取汁煮粥，去五脏风，润肺，治关节不通，发落。（孟诜）

利女人经脉，调大肠下痢。涂诸疮癞，杀虫。取汁煮粥食，止呕逆。（时珍）

油

【主治】熬黑压油，敷头，治发落不生。煎熟，时时啜之，治硫黄毒发身热。（时珍）

郁李

释名 薁李、车下李、爵李、雀梅、棠棣。〔时珍曰〕郁，《山海经》作栯，馥郁也。花、实俱香，故以名之。

集解 〔时珍曰〕其花粉红色，实如小李。

核仁

【气味】酸，平，无毒。

【主治】大腹水肿，面目四肢浮肿，利小便水道。（《本经》）

肠中结气，关格不通。（甄权）

泄五脏，膀胱急痛，宣腰胯冷脓，消宿食下气。（《大明》）

破癖气，下四肢水，酒服四十九粒，能泻结气。（孟诜）

专治大肠气滞，燥涩不通。（李杲）

【发明】〔时珍曰〕郁李仁甘苦而润，其性降，故能下气利水。按《宋史·钱乙传》云：一乳妇因悸而病，既愈，目张不得瞑。乙曰：煮郁李酒饮之使醉，即愈。所以然者，目系内连肝胆，恐则气结，胆横不下。郁李能去结，随酒入胆，结去胆下，则目能瞑矣。此盖得肯綮之妙者也。

附方

小儿多热。熟汤研郁李仁如杏酪，一日服二合。（姚和众《至宝方》）

脚气浮肿（心腹满，大小便不通，气急喘息者）。郁李仁十二分（捣烂，水研绞汁），薏苡（捣如粟大）三合，同煮粥食之。（韦宙《独行方》）

卒心痛刺。郁李仁三七枚嚼烂，以新汲水或温汤下。须臾痛止，却热呷薄盐汤。（姚和众《至宝方》）

根

【气味】酸，凉，无毒。

【主治】齿龈肿，龋齿，坚齿。（《本经》）

治风虫牙痛，浓煎含漱。治小儿身热，作汤浴之。（《大明》）

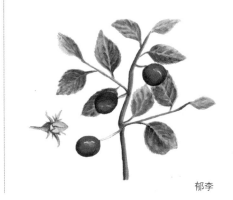

郁李

甘遂

《本经》下品

▌释名 甘藁、陵藁、陵泽、甘泽、重泽、苦泽、白泽、主田、鬼丑。〔时珍曰〕诸名义多未详。

▌集解〔恭曰〕甘遂苗似泽漆，其根皮赤肉白，作连珠实重者良。草甘遂乃是蚤休，疗体全别，苗亦不同，俗名重台，叶似鬼臼、蓖麻，根皮白色。

根

【气味】苦，寒，有毒。

【主治】大腹疝瘕，腹满，面目浮肿，留饮宿食，破症坚积聚，利水谷道。（《本经》）

下五水，散膀胱留热，皮中痞，热气肿满。（《别录》）

能泻十二种水疾，去痰水。（甄权）

泻肾经及隧道水湿，脚气，阴囊肿坠，痰迷癫痫，噎膈痞塞。（时珍）

【发明】〔宗奭曰〕此药专于行水，攻决为用。

〔时珍曰〕肾主水，凝则为痰饮，溢则为肿胀。甘遂能泄肾经湿气，治痰之本也。不可过服，但中病则止可也。张仲景治心下留饮，与甘草同用，取其相反而立功也。刘河间《保命集》云：凡水肿服药未全消者，以甘遂末涂腹，

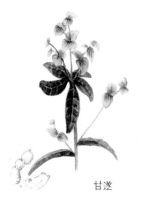

甘遂

绕脐令满，内服甘草水，其肿便去。又王璆《百一选方》云：脚气上攻，结成肿核，及一切肿毒。用甘遂末，水调敷肿处，即浓煎甘草汁服，其肿即散。二物相反，而感应如此。清流韩咏病脚疾用此，一服病去七八，再服而愈也。

附方

水肿腹满。甘遂（炒）二钱二分，黑牵牛一两半，为末，水煎，时时呷之。（《普济方》）

脚气肿痛（肾脏风气，攻注下部疮痒）。甘遂半两，木鳖子仁四个，为末。猪腰子一个，去皮膜，切片，用药四钱掺在内，湿纸包煨熟，空心食之，米饮下。服后便伸两足。大便行后，吃白粥二三日为妙。（《本事方》）

痞证发热（盗汗，胸背疼痛）。甘遂面包，浆水煮十沸，去面，以细糠火炒黄为末。大人三钱，小儿一钱，冷蜜水卧时服。忌油腻鱼肉。（《普济方》）

麻木疼痛。万灵膏：用甘遂二两，蓖麻子仁四两，樟脑一两，捣作饼贴之。内饮甘草汤。（《摘玄方》）

耳卒聋闭。甘遂半寸，绵裹插入两耳内，口中嚼少甘草，耳卒自然通也。（《永类方》）

芫花

《本经》下品

▌释名 杜芫、赤芫、去水、毒鱼、头痛花、儿草、败华。根名黄大戟、蜀桑。〔时珍曰〕芫或作杬，其义未详。去水言其功，毒鱼言其性，大戟言其似也。俗人因其气恶，呼为头痛花。《山海经》云：首山其草多芫，是也。

▌集解 〔《别录》曰〕芫花生淮源川谷。三月三日采花，阴干。
〔颂曰〕在处有之。宿根旧枝茎紫，长一二尺。根入土深三五寸，白色，似榆根。春生苗叶，小而尖，似杨柳枝叶。二月开紫花，颇似紫荆而作穗，又似藤花而细。今绛州出者花黄，谓之黄芫花。
〔时珍曰〕顾野王《玉篇》云：杬木出豫章，煎汁藏果及卵不坏。洪迈《容斋随笔》云：今饶州处处有之。茎干不纯是木。小人争斗者，取叶挼擦皮肤，辄作赤肿如被伤，以诬人。至和盐擦卵，则又染其外若赭色也。

【气味】辛，温，有小毒。

【主治】咳逆上气，喉鸣喘，咽肿短气，蛊毒鬼疟，疝瘕痈肿。杀虫鱼。（《本经》）

消胸中痰水，喜唾，水肿，五水在五脏皮肤及腰痛，下寒毒肉毒。根：疗疥疮。可用毒鱼。（《别录》）

治心腹胀满，去水气寒痰，涕唾如胶，通利血脉，治恶疮风痹湿，一切毒风，四肢挛急，不能行步。（甄权）

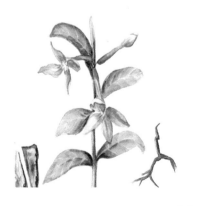

芫花

【发明】〔时珍曰〕张仲景治伤寒太阳证，表不解，心下有水气，干呕发热而咳，或喘或利者，小青龙汤主之。若表已解，有时头痛出汗，恶寒，心下有水气，干呕，痛引两胁，或喘或咳者，十枣汤主之。芫花、大戟、甘遂之性，逐水泄湿，能直达水饮窠囊隐僻之处。但可徐徐用之，取效甚捷。不可过剂，泄人真元也。

〔好古曰〕水者，肺、肾、脾三经所主，有五脏六腑十二经之部分。上而头，中而四肢，下而腰脚；外而皮毛，中而肌肉，内而筋骨。脉有尺寸之殊，浮沉之别。不可轻泻。当知病在何经何脏，方可用之。若误投之，则害深矣。芫花与甘草相反，而胡洽居士方，治痰癖饮癖，以甘遂、大戟、芫花、大黄、甘草同用。盖欲其大吐以泄湿，因相反而相激也。

喘嗽失音（暴伤寒冷，喘嗽失音）。取芫花连根一虎口，切暴干，令病人以荐自裹。春令灰飞扬，入其七孔中。当眼泪出，口鼻皆辣，待芫根尽乃止。病即愈。（《古今录验》）

干呕胁痛。伤寒有时头痛，心下痞满，痛引两胁，干呕短气，汗出不恶寒者，表解里未和也，十枣汤主之。芫花（熬）、甘遂、大戟各等分，为散。以大枣十枚，水一升半，煮取八合，去滓纳药。强人服一钱，羸人半钱，平旦服之，当下利病除。如不除，明旦更服。（仲景《伤寒论》）

巴豆

《本经》下品

释名 巴菽、刚子、老阳子。〔时珍曰〕此物出巴蜀，而形如菽豆，故以名之。

集解 〔颂曰〕今嘉州、眉州、戎州皆有之。木高一二丈。叶如樱桃而厚大，初生青色，后渐黄赤，至十二月叶渐凋，二月复渐生，四月旧叶落尽，新叶齐生，即花发成穗，微黄色。五六月结实作房，生青，至八月熟而黄，类白豆蔻，渐渐自落，乃收之。〔时珍曰〕巴豆房大风子壳而脆薄，子及仁皆似海松子。所云似白豆蔻者，殊不类。

【气味】辛，温，有毒。

【主治】伤寒温疟寒热，破症瘕结聚坚积，留饮痰癖，大腹水肿，荡涤五脏六腑，开通闭塞，利水谷道，去恶肉，除鬼毒蛊疰邪物，杀虫鱼。（《本经》）

疗女子月闭烂胎，金疮脓血，不利丈夫，杀斑蝥蛇虺毒。可练饵之，益血脉，令人色好，变化与鬼神通。（《别录》）

治十种水肿，痿痹，落胎。（《药性》）

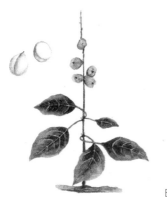

巴豆

一切积滞。巴豆一两，蛤粉二两，黄蘖三两，为末，水丸绿豆大。每水下五丸。（《医学切问》）

食疟积疟。巴豆（去皮、心）二钱，皂荚（去皮、子）六钱，捣丸绿豆大。一服一丸，冷汤下。（《肘后方》）

一切恶疮。巴豆三十粒，麻油煎黑，去豆，以油调硫黄、轻粉末，频涂取效。（《普济》）

通宣一切病，泄壅滞，除风补劳，健脾开胃，消痰破血，排脓消肿毒，杀腹脏虫，治恶疮瘜肉，及疥癞疔肿。(《日华》)

导气消积，去脏腑停寒，治生冷硬物所伤。(元素)

治泻痢惊痛，心腹痛疝气，风㖞耳聋，喉痹牙痛，通利关窍。(时珍)

【发明】〔元素曰〕巴豆乃斩关夺门之将，不可轻用。

〔从正曰〕伤寒风湿，小儿疮痘，妇人产后，用之下膈，不死亦危。奈何庸人畏大黄而不畏巴豆，以其性热而剂小耳。岂知以蜡匮之，犹能下后使人津液枯竭，胸热口燥，耗却天真，留毒不去，他病转生。故下药宜以为禁。

〔时珍曰〕巴豆峻用则有戡乱劫病之功，微用亦有抚缓调中之妙。譬之萧、曹、绛、灌，乃勇猛武夫，而用之为相，亦能辅治太平。

 油

【主治】中风痰厥气厥，中恶喉痹，一切急病，咽喉不通，牙关紧闭。以研烂巴豆绵纸包，压取油作捻点灯，吹灭熏鼻中，或用热烟刺入喉内，即时出涎或恶血便苏。又舌上无故出血，以熏舌之上下，自止。(时珍)

 壳

【主治】消积滞，治泻痢。(时珍)

附方

痢频脱肛(黑色坚硬)。用巴豆壳烧灰，芭蕉自然汁煮，入朴硝少许，洗软，用真麻油点火滴于上，以枯矾、龙骨少许为末，掺肛头上，以芭蕉叶托入。(危氏《得效方》)

祛风湿药

在中医药理论中，凡是以祛除风寒湿邪，解除风湿痹痛，以治风湿痹症为主的药物，称为祛风湿药。祛风湿药大多味辛、苦，性温、热，入肝、脾、肾经。肾主骨，肝主筋，脾主肌肉，因此，祛风湿药有祛除筋骨、肌肉、关节之间的风寒湿邪的作用。部分药物药味辛、苦，性寒、凉，苦以燥湿，辛以散风，寒可用来清热，因此有祛湿通络、清热散风的作用。有些祛风湿药，还兼有强筋骨、补肝肾的作用，对于风湿痹症且兼筋骨痿软，肝肾不足者有良好的治疗作用。中医科学研究表明，祛风湿药主要具有镇痛、镇静、抗炎、免疫调节、解痉的作用。部分药物对降血压也有治疗作用。

本草

纲目

独活

《本经》上品

释名 羌活、羌青、独摇草。〔弘景曰〕一茎直上，不为风摇，故曰独活。

集解 〔时珍曰〕独活、羌活乃一类二种，以中国者为独活，西羌者为羌活。

根

【气味】苦、甘，平，无毒。

【主治】风寒所击，金疮止痛，奔豚痫痉，女子疝瘕。久服轻身耐老。（《本经》）

羌活：治一切风并气，筋骨挛拳，骨节酸疼，头旋目赤疼痛，五劳七伤，利五脏及伏梁水气。（《大明》）

治风寒湿痹，酸痛不仁，诸风掉眩，颈项难伸。（李杲）

去肾间风邪，搜肝风，泻肝气，治项强、腰脊痛。（好古）

【发明】〔恭曰〕疗风宜用独活，兼

附方

中风口噤（通身冷，不知人）。独活四两，好酒一升，煎半升服。（《千金方》）

产后腹痛。羌活二两，煎酒服。（《必效方》）

妊娠浮肿。羌活、萝卜子同炒香，只取羌活为末。每服二钱，温酒调下，一日一服，二日二服，三日三服。乃嘉兴主簿张昌明所传。（许学士《本事方》）

风牙肿痛。用独活煮酒热漱之。（《肘后方》）

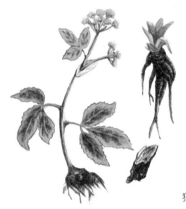

独活

水宜用羌活。

〔刘完素曰〕独活不摇风而治风，浮萍不沉水而利水，因其所胜而为制也。

〔张元素曰〕风能胜湿，故羌活能治水湿。独活与细辛同用，治少阴头痛。头晕目眩，非此不能除。羌活与川芎同用，治太阳、少阴头痛，透关利节，治督脉为病，脊强而厥。

〔好古曰〕羌活乃足太阳、厥阴、少阴药，与独活不分二种。后人因羌活气雄，独活气细。故雄者治足太阳风湿相搏，头痛、肢节痛、一身尽痛者，非此不能除，乃却乱反正之主君药也。细者治足少阴伏风，头痛、两足湿痹、不能动止者，非此不能治，而不治太阳之证。

〔时珍曰〕羌活、独活皆能逐风胜湿，透关利节，但气有刚劣不同尔。《素问》云：从下上者，引而去之。二味苦辛而温，味之薄者，阴中之阳，故能引气上升，通达周身，而散风胜湿。按《文系》曰：唐刘师贞之兄病风。梦神人曰：但取胡王使者浸酒服便愈。师贞访问皆不晓。复梦其母曰：胡王使者，即羌活也。求而用之，兄疾遂愈。

〔嘉谟曰〕羌活本手足太阳表里引经之药，又入足少阴、厥阴。名列君部之中，非比柔懦之主。小无不入，大无不通。故能散肌表八风之邪，利周身百节之痛。

附子

《本经》下品

释名 其母名乌头。〔时珍曰〕初种为乌头，象乌之头也。附乌头而生者为附子，如子附母也。乌头如芋魁，附子如芋子，盖一物也。

集解 〔《别录》曰〕附子生犍为山谷及广汉。冬月采为附子，春月采为乌头。
〔恭曰〕天雄、附子、乌头，并以蜀道绵州、龙州者佳，俱以八月采造。余处虽有造得者，力弱，都不相似。江南来者，全不堪用。
〔保昇曰〕正者为乌头，两歧者为乌喙，细长三四寸者为天雄，根旁如芋散生者为附子，旁连生者为侧子，五物同出而异名。苗高二尺许，叶似石龙芮及艾。

 附子

【气味】辛，温，有大毒。

【主治】风寒咳逆邪气，寒湿踒躄，拘挛膝痛，不能行步，破症坚积聚血瘕，金疮。（《本经》）

腰脊风寒，脚气冷弱，心腹冷痛，霍乱转筋，下痢赤白，温中强阴，坚肌骨，又堕胎，为百药长。（《别录》）

温暖脾胃，除脾湿肾寒，补下焦之阳虚。（元素）

除脏腑沉寒，三阳厥逆，湿淫腹痛，胃寒蛔动，治经闭，补虚散壅。（李杲）

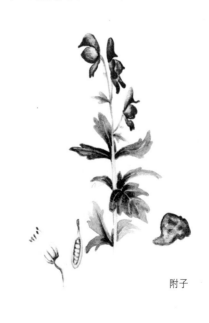

附子

督脉为病，脊强而厥。（好古）

治三阴伤寒，阴毒寒疝，中寒中风，痰厥气厥，柔痓癫痫，小儿慢惊，风湿麻痹，肿满脚气，头风，肾厥头痛，暴泻脱阳，久痢脾泄，寒疟瘴气，久病呕哕，反胃噎膈，痈疽不敛，久漏冷疮。合葱涕，塞耳治聋。（时珍）

乌头

即附子母。

【主治】诸风，风痹血痹，半身不遂，除寒冷，温养脏腑，去心下坚痞，感寒腹痛。（元素）

除寒湿，行经，散风邪，破诸积冷毒。（李杲）

补命门不足，肝风虚。（好古）

助阳退阴，功同附子而稍缓。（时珍）

【发明】〔宗奭曰〕补虚寒须用附子，风家即多用天雄，大略如此。其乌头、乌喙、附子，则量其材而用之。

〔时珍曰〕按王氏《究原方》云：附子性重滞，温脾逐寒。川乌头性轻疏，

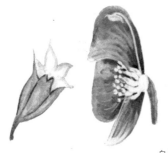

乌头

少阴伤寒。初得二三日，脉微细，但欲寐，小便色白者，麻黄附子甘草汤微发其汗。麻黄（去节）二两，甘草（炙）二两，附子（炮去皮）一枚，水七升，先煮麻黄去沫，纳二味，煮取三升，分作三服，取微汗。（张仲景《伤寒论》）

少阴发热。少阴病始得，反发热脉沉者，麻黄附子细辛汤发其汗。麻黄（去节）二两，附子（炮去皮）一枚，细辛二两，水一斗，先煮麻黄去沫，乃纳二味，同煮三升，分三服。（张仲景《伤寒论》）

伤寒发躁。伤寒下后，又发其汗，昼日烦躁不得眠，夜而安静，不呕不渴，无表证，脉沉微，身无大热者，干姜附子汤温之。干姜一两，生附子一枚（去皮，破作八片），水三升，煮取一升，顿服。（《伤寒论》）

中风痰厥（昏不知人，口眼㖞斜，并体虚之人患疟疾寒多者）。三生饮：用生川乌头、生附子（并去皮、脐）各半两，生南星一两，生木香二钱五分。每服五钱，生姜十片，水二盏，煎一盏，温服。（《和剂局方》）

麻痹疼痛。仙桃丸：治手足麻痹，或瘫痪疼痛，腰膝痹痛，或打扑伤损内肭，痛不可忍。生川乌（不去皮）、五灵脂各四两，威灵仙五两，洗焙为末，酒糊丸梧子大。每服七丸至十丸，盐汤下，忌茶。此药常服，其效如神。（《普济方》）

风痹肢痛（营卫不行）。川乌头二两（炮去皮），以大豆同炒，至豆汁出为度，去豆焙干，全蝎半两（焙），为末，

酽醋熬稠，丸绿豆大。每温酒下七丸，日一服。(《圣惠方》)

腰脚冷痹（疼痛，有风）。川乌头三个（生），去皮脐，为散，醋调涂帛上，贴之。须臾痛止。(《圣惠方》)

头风头痛。腊月乌头一升，炒令黄，末之，以绢袋盛，浸三斗酒中，逐日温服。(《外台秘要》)

耳鸣不止（无昼夜者）。乌头（烧作灰）、菖蒲等分，为末，绵裹塞之，日再用，取效。(杨氏《产乳》)

水泄久痢。川乌头二枚，一生用，一以黑豆半合同煮熟，研丸绿豆大。每服五丸，黄连汤下。(《普济方》)

温脾去风。若是寒疾即用附子，风疾即用川乌头。一云：凡人中风，不可先用风药及乌附。若先用气药，后用乌附乃宜也。又凡用乌附药，并宜冷服者，热因寒用也。盖阴寒在下，虚阳上浮。治之以寒，则阴气益甚而病增；治之以热，则拒格而不纳。热药冷饮，下嗌之后，冷体既消，热性便发，而病气随愈。不违其情而致大益，此反治之妙也。昔张仲景治寒疝内结，用蜜煎乌头。

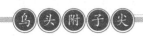

【主治】为末，茶服半钱，吐风痰癫痫。(时珍)

【发明】〔时珍曰〕乌附用尖，亦取其锐气直达病所尔，无他义也。《保幼大全》云：小儿慢脾惊风，四肢厥逆。用附子尖一个，硫黄（枣大）一个，蝎梢七个，为末，姜汁面糊丸黄米大。每服十丸，米饮下。亦治久泻尪羸。凡用乌附，不可执为性热。审其手足冷者，轻则用汤，甚则用丸，重则用膏，候手足暖，阳气回，即为佳也。按此方乃《和剂局方》碧霞丹变法也，非真慢脾风不可辄用，故初虞世有金虎碧霞之戒。

附方

风厥癫痫。凡中风痰厥，癫痫惊风，痰涎上壅，牙关紧急，上视撢搐，并宜碧霞丹主之。乌头尖、附子尖、蝎梢各七十个，石绿(研九度，飞过)十两，为末，面糊丸芡子大。每用一丸，薄荷汁半盏化下，更服温酒半合，须臾吐出痰涎为妙。小儿惊痫，加白僵蚕等分。(《和剂局方》)

木舌肿胀。川乌头、巴豆研细，醋调涂刷。(《集简方》)

牙痛难忍。附子尖、天雄尖、全蝎各七个，生研为末，点之。(《永类方》)

割甲成疮（连年不愈）。川乌头尖、黄檗等分，为末。洗了贴之，以愈为度。(《古今录验》)

白花蛇

宋《开宝》

释名 蕲蛇、褰鼻蛇。〔宗奭曰〕诸蛇鼻向下，独此鼻向上，背有方胜花文，以此得名。

集解 〔时珍曰〕花蛇，湖、蜀皆有，今惟以蕲蛇擅名。其蛇龙头虎口，黑质白花，胁有二十四个方胜文，腹有念珠斑，口有四长牙，尾上有一佛指甲，长一二分，肠形如连珠。

肉

【气味】甘，咸，温，有毒。

【主治】中风湿痹不仁，筋脉拘急，口面㖞斜，半身不遂，骨节疼痛，脚弱不能久立，暴风瘙痒，大风疥癣。（《开宝》）

治肺风鼻塞，浮风瘾疹，身生白癜风，疬疡斑点。（甄权）

通治诸风，破伤风，小儿风热，急慢惊风搐搦，瘰疬漏疾，杨梅疮，痘疮倒陷。（时珍）

附方

驱风膏。治风瘫疠风，遍身疥癣。用白花蛇肉四两（酒炙），天麻七钱半，薄荷、荆芥各二钱半，为末。好酒二升，蜜四两，石器熬成膏。每服一盏，温汤服，日三服。急于暖处出汗，十日效。（《医垒元戎》）

世传白花蛇酒。治诸风无新久，手足缓弱，口眼㖞斜，语言蹇涩，或筋脉挛急，肌肉顽痹，皮肤燥痒，骨节疼痛，或生恶疮、疥癞等疾。用白花蛇一条，温水洗净，头尾各去三寸，酒浸，去骨刺，取净肉一两。入全蝎（炒）、当归、防风、羌活各一钱，独活、白芷、天麻、

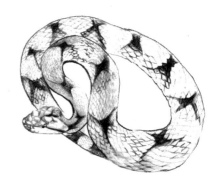

白花蛇

赤芍药、甘草、升麻各五钱，剉碎，以绢袋盛贮。用糯米二斗蒸熟，如常造酒，以袋置缸中，待成，取酒同袋密封，煮熟，置阴地七日出毒。每温饮数杯，常令相续。此方乃蕲人板印，以侑蛇馈送者，不知所始也。（《濒湖集简方》）

托痘花蛇散。治痘疮黑陷。白花蛇（连骨炙，勿令焦）三钱，大丁香七枚，为末。每服五分，以水和淡酒下，神效。移时身上发热，其疮顿出红活也。（王氏《手集》）

头

【气味】有毒。

【主治】癜风毒癞。（时珍）

【主治】小儿夜啼。以一只为末，竹沥调少许灌之。(《普济》)

附方

紫癜风。除风散：以白花蛇头二枚（酒浸，炙），蝎梢一两（炒），防风一两。上为末。每服一钱，温酒下，日一服。(《圣济总录》)

木瓜

《别录》中品

释名 楙（音茂）。〔时珍曰〕按《尔雅》云：楙，木瓜。郭璞注云：木实如小瓜，酢而可食。则木瓜之名，取此义也。或云：木瓜味酸，得木之正气故名。亦通。楙从林、矛，谐声也。

集解 〔弘景曰〕木瓜，山阴兰亭尤多，彼人以为良果。又有榠楂，大而黄。有楂子，小而涩。《礼》云：楂、梨钻之。古亦以楂为果，今则不也。
〔颂曰〕木瓜处处有之，而宣城者为佳。木状如柰，春末开花，深红色。其实大者如瓜，小者如拳，上黄似着粉。宣人种莳尤谨，遍满山谷。始实成则镞纸花粘于上，夜露日烘，渐变红，花色其文如生。本州以充土贡，故有宣城花木瓜之称。榠楂酷类木瓜，但看蒂间别有重蒂如乳者为木瓜，无者为榠楂也。
〔宗奭曰〕西洛大木瓜，其味和美，至熟止青白色，入药绝有功，胜宣州者，味淡。
〔时珍曰〕木瓜可种可接，可以枝压。其叶光而厚，其实如小瓜而有鼻，津润味不木者，为木瓜；圆小于木瓜，味木而酢涩者为木桃；似木瓜而无鼻，大于木桃，味涩者为木李，亦曰木梨，即榠楂及和圆子也。鼻乃花脱处，非脐蒂也。木瓜性脆，可蜜渍之为果。去子蒸烂，捣泥入蜜与姜作煎，冬月饮尤佳。木桃、木李性坚，可蜜煎及作糕食之。木瓜烧灰散池中，可以毒鱼。（说出《淮南万毕术》）

【气味】酸，温，无毒。

【主治】湿痹邪气，霍乱大吐下，转筋不止。(《别录》)

治脚气冲心，取嫩者一颗，去子煎服佳。强筋骨，下冷气，止呕逆，心膈痰唾，消食，止水利后渴不止，作饮服之。(藏器)

止吐泻奔豚，及水肿冷热痢，心腹

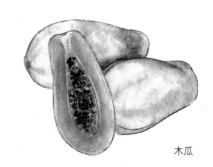

木瓜

痛。(《大明》)

调营卫，助谷气。(雷敩)

去湿和胃，滋脾益肺，治腹胀善噫，

心下烦痞。（好古）

【发明】〔弘景曰〕木瓜最疗转筋。如转筋时，但呼其名及书上作木瓜字，皆愈。此理亦不可解。俗人挂木瓜杖，云利筋脉也。

〔宗奭曰〕木瓜得木之正，酸能入肝，故益筋与血。病腰肾脚膝无力，皆不可缺也。人以铅霜或胡粉涂之，则失酢味，且无渣，盖受金之制也。

附方

项强筋急（不可转侧）。肝、肾二脏受风也。用宣州木瓜二个（取盖去瓤），没药二两，乳香二钱半。二味入木瓜内缚定，饭上蒸三四次，烂研成膏。每用三钱，入生地黄汁半盏，无灰酒二盏，暖化温服。许叔微云：有人患此，自午后发，黄昏时定。予谓此必先从足起。少阴之筋自足至项。筋者肝之合。今日中至黄昏，阳中之阴，肺也。自离至兑，阴旺阳弱之时。故《灵宝毕法》云：离至乾，肾气绝而肝气弱。肝、肾二脏受邪，故发于此时。予授此及都梁丸，服之而愈。（《本事方》）

脚筋挛痛。用木瓜数枚，以酒、水各半，煮烂捣膏，乘热贴于痛处，以帛裹之。冷即换，日三五度。（《食疗本草》）

脐下绞痛。木瓜三片，桑叶七片，大枣三枚。水三升，煮半升，顿服即愈。（《食疗》）

小儿洞痢。木瓜捣汁，服之。（《千金方》）

霍乱腹痛。木瓜五钱，桑叶三片，

枣肉一枚。水煎服。（《圣惠方》）

四蒸木瓜圆。治肝、肾、脾三经气虚，为风寒暑湿相搏，流注经络。凡遇六化更变，七情不和，必至发动，或肿满，或顽痹，憎寒壮热，呕吐自汗，霍乱吐利。用宣州大木瓜四个，切盖剜空听用：一个入黄芪、续断末各半两于内；一个入苍术、橘皮各半两于内；一个入乌药、黄松节末各半两于内（黄松节即茯神中心木也）；一个入威灵仙、苦葶苈末各半两于内。以原盖簪定，用酒浸透，入甑内蒸熟晒，三浸、三蒸、三晒，捣末，以榆皮末、水和糊，丸如梧子大。每服五十丸，温酒、盐汤任下。（《御药院方》）

肾脏虚冷（气攻腹胁，胀满疼痛）。用大木瓜三十枚（去皮、核，剜空），以甘菊花末、青盐末各一斤填满，置笼内蒸熟，捣成膏，入新艾草二斤搜和，丸如梧子大。每米饮下三十丸，日二。（《圣济总录》）

发槁不泽。木瓜浸油，梳头。（《圣惠方》）

〔时珍曰〕木瓜所主霍乱、吐利、转筋、脚气，皆脾胃病，非肝病也。肝虽主筋，而转筋则由湿热、寒湿之邪袭伤脾胃所致，故筋转必起于足腓。腓及宗筋皆属阳明。木瓜治转筋，非益筋也，理脾而伐肝也。土病则金衰而木盛，故用酸温以收脾肺之耗散，而借其走筋以平肝邪，乃土中泻木以助金也。木平则土得令而金受荫矣。

【主治】霍乱烦躁气急，每嚼七粒，温水咽之。（时珍）

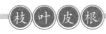

【气味】并酸、涩，温，无毒。

【主治】煮汁饮，并止霍乱、吐下、转筋，疗脚气。（《别录》）

枝，作杖，利筋脉。根、叶，煮汤淋足，可以已蹶。木材作桶濯足，甚益人。（苏颂）

枝、叶煮汁饮，治热痢。（时珍）

【主治】面黑粉滓。

徐长卿

《本经》上品

释名 别仙踪。〔时珍曰〕徐长卿，人名也，常以此药治邪病，人遂以名之。

集解 〔颂曰〕今淄齐淮泗间皆有之，三月、四月采，谓之别仙踪。

〔时珍曰〕鬼督邮、及己之乱杜衡，其功不同，苗亦不同也。徐长卿之乱鬼督邮，其苗不同，其功同也。杜衡之乱细辛，则根苗功用皆仿佛，乃弥近而大乱也。不可不审。

【气味】辛，温，无毒。

【主治】鬼物百精蛊毒，疫疾邪恶气，温疟。久服强悍轻身。（《本经》）

【发明】〔时珍曰〕《抱朴子》言：上古辟瘟疫有徐长卿散，良效。今人不知用此。

附方

小便关格。徐长卿汤：治气壅关格不通，小便淋结，脐下妨闷。徐长卿（炙）半两，茅根三分，木通、冬葵子一两，滑石二两，槟榔一分，瞿麦穗半两，每服五钱，水煎，入朴硝一钱，温服，日二服。（《圣惠方》）

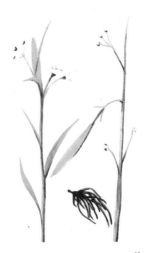

徐长卿

秦艽

《本经》上品

■ 释名 秦艽。〔时珍曰〕秦艽出秦中，以根作罗纹交纠者佳，故名秦艽、秦纠。

■ 集解 〔弘景曰〕今出甘松、龙洞、蚕陵，以根作罗纹相交长大黄白色者为佳。

【气味】苦，平，无毒。

【主治】寒热邪气，寒湿风痹，肢节

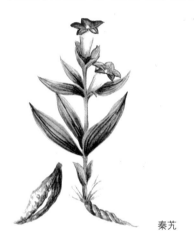

秦艽

痛，下水利小便。（《本经》）

除阳明风湿，及手足不遂，口噤牙痛口疮，肠风泻血，养血荣筋。（元素）

泄热益胆气。（好古）

治胃热虚劳发热。（时珍）

【发明】〔时珍曰〕秦艽，手足阳明经药也，兼入肝胆，故手足不遂，黄疸烦渴之病须之，取其去阳明之湿热也。

> **附方**
>
> 胎动不安。秦艽、甘草（炙）、鹿角胶（炒）各半两，为末。每服三钱，水一大盏，糯米五十粒，煎服。（《圣惠方》）

狗脊

《本经》中品

■ 释名 强脊、扶筋、百枝、狗青。〔时珍曰〕强脊、扶筋，以功名也。

■ 集解 〔时珍曰〕狗脊有二种：一种根黑色，如狗脊骨；一种有金黄毛，如狗形，皆可入药。

【气味】苦，平，无毒。

【主治】腰背强，关机缓急，周痹寒

湿膝痛，颇利老人。（《本经》）

疗失溺不节，男女脚弱腰痛，风邪淋露，少气目暗，坚脊利俯仰，女子伤

中关节重。(《别录》)

男子女人毒风软脚，肾气虚弱，续筋骨，补益男子。(甄权)

强肝肾，健骨，治风虚。(时珍)

附方

固精强骨。金毛狗脊、远志肉、白茯神、当归身等分，为末，炼蜜丸梧子大。每酒服五十丸。(《集简方》)

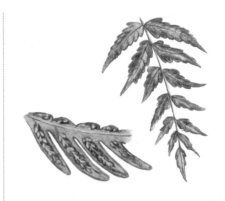

狗脊

厚朴

《本经》中品

释名 烈朴、赤朴、厚皮。树名榛，子名逐折。〔时珍曰〕其木质朴而皮厚，味辛烈而色紫赤，故有厚朴、烈、赤诸名。

集解 〔《别录》曰〕厚朴生交趾、冤句。三月、九月、十月采皮，阴干。
〔宗奭曰〕今伊阳县及商州亦有，但薄而色淡，不如梓州者厚而紫色有油。
〔时珍曰〕朴树肤白肉紫，叶如槲叶。五六月开细花，结实如冬青子，生青熟赤，有核。七八月采之，味甘美。

皮

【气味】苦、温、无毒。

【主治】中风伤寒，头痛寒热惊悸，气血痹，死肌，去三虫。(《本经》)

温中益气，消痰下气，疗霍乱及腹痛胀满，胃中冷逆，胸中呕不止，泄痢淋露，除惊，去留热心烦满，厚肠胃。(《别录》)

健脾，治反胃，霍乱转筋，冷热气，泻膀胱及五脏一切气，妇人产前产后腹脏不安，杀肠中虫，明耳目，调关节。(《大明》)

治积年冷气，腹内雷鸣虚吼，宿食不消，去结水，破宿血，化水谷，止吐酸水，大温胃气，治冷痛，主病人虚而尿白。(甄权)

主肺气胀满，膨而喘咳。(好古)

【发明】〔宗奭曰〕厚朴，平胃散中用，最调中。至今此药盛行，既能温脾胃，又能走冷气，为世所须也。

〔元素曰〕厚朴之用有三：平胃，一也；去腹胀，二也；孕妇忌之，三也。

虽除腹胀，若虚弱人，宜斟酌用之，误服脱人元气。惟寒胀大热药中兼用，乃结者散之之神药也。

〔震亨曰〕厚朴属土，有火。其气温，能泻胃中之实也，平胃散用之。佐以苍术，正为泻胃中之湿，平胃土之太过，以致于中和而已，非谓温补脾胃也。习以成俗，皆谓之补，哀哉！其治腹胀者，因其味辛以提其滞气，滞行则宜去之。若气实人，误服参、芪药多补气，胀闷或作喘，宜此泻之。

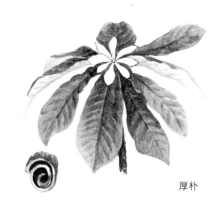

厚朴

【气味】甘，温，无毒。

【主治】疗鼠瘘，明目益气。（《别录》）

附方

厚朴煎丸。孙兆云：补肾不如补脾。脾胃气壮，则能饮食。饮食既进，则益营卫，养精血，滋骨髓。是以《素问》云：精不足者补之以味，形不足者补之以气。此药大补脾胃虚损，温中降气，化痰进食，去冷饮、呕吐、泄泻等证。用厚朴去皮剉片，用生姜二斤连皮切片，以水五升同煮干，去姜，焙朴。以干姜四两，甘草二两，再同厚朴以水五升煮干，去草，焙姜、朴为末。用枣肉、生姜同煮熟，去姜，捣枣和丸梧子大。每服五十丸，米饮下。一方：加熟附子。（王璆《百一选方》）

痰壅呕逆（心胸满闷，不下饮食）。厚朴一两，姜汁炙黄为末。非时米饮调下二钱匕。（《圣惠方》）

腹胀脉数。厚朴三物汤：用厚朴半斤，枳实五枚，以水一斗二升，煎取五升，入大黄四两，再煎三升。温服一升，转动更服，不动勿服。（张仲景《金匮要略》）

腹痛胀满。厚朴七物汤：用厚朴半斤（制），甘草、大黄各三两，枣十枚，大枳实五枚，桂二两，生姜五两，以水一斗，煎取四升。温服八合，日三。呕者，加半夏五合。（《金匮要略》）

男女气胀。心闷，饮食不下，冷热相攻，久患不愈。厚朴（姜汁炙焦黑），为末。以陈米饮调服二钱匕，日三服。（《斗门方》）

小儿吐泻（胃虚及有痰惊）。梓朴散：用梓州厚朴一两，半夏（汤泡七次，姜汁浸半日，晒干），一钱，以米泔三升同浸一百刻，水尽为度。如未尽，少加火熬干。去厚朴，只研半夏。每服半钱或一字，薄荷汤调下。（钱乙《小儿直诀》）

下痢水谷（久不瘥者）。厚朴三两，黄连三两，水三升，煎一升，空心细服。

（《梅师方》）

大肠干结。厚朴生研，猪脏（煮）捣和丸梧子大。每姜水下三十丸。（《十便良方》）

尿浑白浊（心脾不调，肾气浑浊）。用厚朴（姜汁炙）一两，白茯苓一钱，水、酒各一碗，煎一碗，温服。（《经验良方》）

月水不通。厚朴三两（炙，切），水三升，煎一升，分二服，空心饮。不过三四剂，神验。一加桃仁、红花。（《梅师方》）

藿香

宋《嘉祐》

释名 兜娄婆香。〔时珍曰〕豆叶曰藿，其叶似之，故名。

集解 〔禹锡曰〕按《广志》云：藿香出海边国。形如都梁，叶似水苏，可着衣服中。嵇含《南方草木状》云：出交趾、九真、武平、兴古诸地，吏民自种之。榛生，五六月采，日干乃芬香。

〔颂曰〕藿者岭南多有之。人家亦多种。二月生苗，茎梗甚密，作丛，叶似桑而小薄，六月、七月采之。须黄色乃可收。金楼子及俞益期笺皆云：扶南国人言：五香共是一木。其根是旃檀，节是沈香，花是鸡舌，叶是藿香，胶是熏陆。故《本草》以五香共条，义亦出此。今南中藿香乃是草类，与嵇含所说正相符合。

〔时珍曰〕藿香方茎有节中虚，叶微似茄叶。洁古、东垣惟用其叶，不用枝梗。今人并枝梗用之，因叶多伪故耳。《唐史》云：顿逊国出藿香，插枝便生，叶如都梁者，是也。刘欣期《交州记》言藿香似苏合香者，谓其气相似，非谓形状也。

【气味】 辛，微温，无毒。

【主治】 风水毒肿，去恶气。止霍乱心腹痛。（《别录》）

助胃气，开胃口，进饮食。（元素）

温中快气，肺虚有寒，上焦壅热，饮酒口臭，煎汤漱之。（好古）

【发明】〔杲曰〕芳香之气助脾胃，故藿香能止呕逆，进饮食。

〔好古曰〕手、足太阴之药。故入顺气乌药散，则补肺；入黄芪四君子汤，则补脾也。

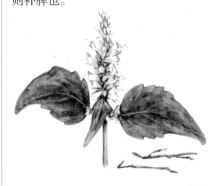

藿香

附方

升降诸气。藿香一两，香附（炒）五两，为末，每以白汤点服一钱。（《经效济世方》）

霍乱吐泻（垂死者，服之回生）。用藿香叶、陈皮各半两，水二盏，煎一盏，温服。（《百一选方》）

冷露疮烂。藿香叶、细茶等分，烧灰，油调涂叶上贴之。（《应验方》）

暑月吐泻。滑石（炒）二两，藿香二钱半，丁香五分，为末。每服一二钱，渐米泔调服。（禹讲师《经验方》）

胎气不安（气不升降，呕吐酸水）。香附、藿香、甘草二钱，为末。每服二钱，入盐少许，沸汤服之。（《圣惠》）

兰草

《本经》上品

释名 水香、水香兰、女兰、香草、燕尾香、大泽兰、兰泽草、煎泽草、省头草、都梁香、孩儿菊、千金草。〔志曰〕叶似马兰，故名兰草。其叶有岐，俗呼燕尾香。时人煮水以浴，疗风，故又名香水兰。〔藏器曰〕兰草生泽畔，妇人和油泽头，故云兰泽。

集解 〔《别录》曰〕兰草生太吴池泽，四月、五月采。

〔弘景曰〕方药俗人并不识用。太吴应是吴国太伯所居，故呼太吴。今东间有煎泽草，名兰香，或是此也。李当之云：是今人所种都梁香草也。泽兰亦名都梁香。

〔恭曰〕兰即兰泽香草也。圆茎紫萼，八月花白。俗名兰香，煮以洗浴。生溪涧水旁，人间亦多种之，以饰庭池。陶所引煎泽草，都梁香者是也，而不能识。

〔时珍曰〕兰草、泽兰一类二种也。俱生水旁下湿处。二月宿根生苗成丛，紫茎素枝，赤节绿叶，叶对节生，有细齿。但以茎圆节长而叶光有歧者，为兰草；茎微方，节短而叶有毛者，为泽兰。嫩时并可挼而佩之，八九月后渐老，高者三四尺，开花成穗，如鸡苏花，红白色，中有细子。

【气味】 辛，平，无毒。

【主治】 利水道，杀蛊毒，辟不祥。久服益气轻身不老，通神明。（《本经》）

除胸中痰癖。（《别录》）

其气清香，生津止渴，润肌肉，治消渴胆瘅。（李杲）

煮水，浴风病。（马志）

消痈肿，调月经。煎水，解中牛马毒。（时珍）

主恶气，香泽可作膏涂发。（藏器）

【发明】 〔时珍曰〕按《素问》云：五味入口，藏于脾胃，以行其精气。津液在脾，令人口甘，此肥美所发也。其气上溢，转为消渴。治之以兰，除陈气也。王冰注云：辛能发散故也。李东垣治消渴生津饮，用兰叶，盖本于此，详见泽兰下。又此草浸油涂发，去风垢，令香润。《史记》所谓罗襦襟解，微闻香泽者是也。崔寔《四时月令》作香泽法：用清油浸兰香、藿香、鸡舌香、苜蓿叶四种，以新绵裹，浸胡麻油，和猪脂纳铜铛中，沸定，下少许青蒿，以绵幂瓶，铛嘴泻出，瓶收用之。

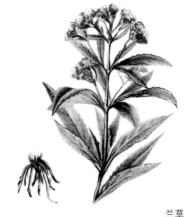

兰草

附方

食牛马毒（杀人者）。省头草（连根叶）煎水服，即消。（唐瑶《经验方》）

豆蔻

《别录》上品

释名 草豆蔻、漏蔻、草果。〔时珍曰〕按杨雄《方言》云：凡物盛多曰蔻。豆蔻之名，或取此义。豆，象形也。

集解 〔时珍曰〕草豆蔻、草果虽是一物，然微有不同。今建宁所产豆蔻，大如龙眼而形微长，其皮黄白薄而棱峭，其仁大如缩砂仁而辛香气和。滇广所产草果，长大如诃子，其皮黑厚而棱密，其子粗而辛臭，正如斑蝥之气。彼人皆用笔茶及作食料，恒用之物。广人取生草蔻入梅汁，盐渍令红，暴干荐酒，名红盐草果。其初结小者，名鹦哥舌。元朝饮膳，皆以草果为上供。南人复用一种火杨梅伪充草豆蔻，其形圆而粗，气味辛猛而不和，人亦多用之，或云即山姜实也。不可不辨。

【气味】辛，温，涩，无毒。

【主治】温中，心腹痛，呕吐，去口臭气。（《别录》）

调中补胃，健脾消食，去客寒，心与胃痛。（李杲）

治瘴疠寒疟，伤暑吐下泄痢，噎膈反胃，痞满吐酸，痰饮积聚，妇人恶阻带下，除寒燥湿，开郁破气，杀鱼肉毒。

制丹砂。（时珍）

【发明】〔弘景曰〕豆蔻辛烈甚香，可常食之。其五和糁中物，皆宜人。豆蔻、廉姜、枸橼、甘蕉、麂目是也。

〔震亨曰〕草豆蔻性温，能散滞气，消膈上痰。若明知身受寒邪，口食寒物，胃脘作疼，方可温散，用之如鼓应桴。或湿痰郁结成病者，亦效。若热郁者不可用，恐积温成热也。必用栀子之剂。

〔时珍曰〕豆蔻治病，取其辛热浮散，能入太阴阳明，除寒燥湿，开郁化食之力而已。南地卑下，山岚烟瘴，饮啖酸咸，脾胃常多寒湿郁滞之病。故食料必用，与之相宜。然过多亦能助脾热伤肺损目。或云：与知母同用，治瘴疟寒热，取其一阴一阳无偏胜之害。盖草果治太阴独胜之寒，知母治阳明独胜之火也。

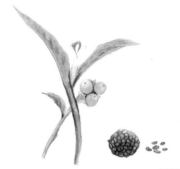

豆蔻

【气味】辛，热，无毒。

【主治】下气，止呕逆，除霍乱，调中补胃气，消酒毒。（《大明》）

附方

心腹胀满（短气）。用草豆蔻一两，去皮为末。以木瓜生姜汤，调服半钱。（《千金方》）

脾痛胀满。草果仁二个，酒煎服之。（《直指方》）

丝瓜

《纲目》

▌释名▐ 天丝瓜、天罗、布瓜、蛮瓜、鱼𩾦。〔时珍曰〕此瓜老则筋丝罗织，故有丝罗之名。昔人谓之鱼𩾦，或云虞刺。始自南方来，故曰蛮瓜。

▌集解▐ 〔时珍曰〕丝瓜，唐宋以前无闻，今南北皆有之，以为常蔬。二月下种，生苗引蔓，延树竹，或作棚架。其叶大于蜀葵而多丫尖，有细毛刺，取汁可染绿。其茎有棱。六七月开黄花，五出，微似胡瓜花，蕊瓣俱黄。其瓜大寸许，长一二尺，甚则三四尺，深绿色，有皱点，瓜头如鳖首。嫩时去皮，可烹可曝，点茶充蔬。老则大如杵，筋络缠纽如织成，经霜乃枯，惟可藉靴履，涤釜器，故村人呼为洗锅罗瓜。内有隔，子在隔中，状如栝楼子，黑色而扁。其花苞及嫩叶、卷须，皆可食也。

【气味】甘，平，无毒。

【主治】痘疮不快，枯者烧存性，入朱砂研末，蜜水调服，甚妙。（震亨）

煮食，除热利肠。老者烧存性服，去风化痰，凉血解毒，杀虫，通经络，行血脉，下乳汁，治大小便下血，痔漏崩中，黄积，疝痛卵肿，血气作痛，痈

疽疮肿，齿䘌，痘疹胎毒。（时珍）

【发明】〔颖曰〕丝瓜本草诸书无考，惟痘疮及脚痈方中烧灰用之，亦取其性冷解毒耳。

〔时珍曰〕丝瓜老者，筋络贯串，房隔联属。故能通人脉络脏腑，而去风解毒，消肿化痰，祛痛杀虫，及治诸血病也。

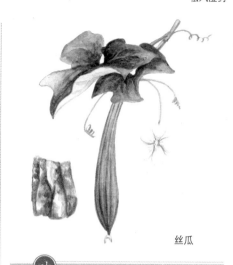

丝瓜

附方

肺热面疮。苦丝瓜、牙皂荚并烧灰，等分，油调搽。（《摘玄方》）

玉茎疮溃。丝瓜连子捣汁，和五倍子末，频搽之。（《丹溪方》）

痔漏脱肛。丝瓜（烧灰）、多年石灰、雄黄各五钱，为末，以猪胆、鸡子清及香油和调，贴之，收上乃止。（孙氏《集效方》）

肠风下血。霜后干丝瓜烧存性，为末，空心酒服二钱。一名蛮瓜，一名天罗，一名天丝瓜是矣。（许叔微《本事方》）

酒痢便血（腹痛，或如鱼脑五色者）。干丝瓜一枚（连皮烧研），空心酒服二钱。一方煨食之。俗名鱼鳞是也。（《经验良方》）

叶

【主治】癣疮，频挼掺之。疗痈疽丁肿卵㿗。（时珍）

附方

虫癣。清晨采露水丝瓜叶七片，逐片擦七下，如神。忌鸡、鱼、发物。（《摄生众妙方》）

阴子偏坠。丝瓜叶（烧存性）三钱，鸡子壳（烧灰）二钱，温酒调服。（余居士《选奇方》）

刀疮神药。古石灰、新石灰、丝瓜根叶（初种放两叶者）、韭菜根各等分，捣一千下作饼，阴干为末，擦之。止血定痛生肌，如神效。侍御苏海峰所传。（董炳《集验方》）

防己

《本经》中品

释名 解离、石解。〔时珍曰〕按东垣李杲云：防己如险健之人，辛灾乐祸，能首为乱阶；若善用之，亦可御敌。其名或取此义。解离，因其纹解也。

集解 〔当之曰〕其茎如葛蔓延。其根外白内黄，如桔梗，内有黑纹如车辐解者，良。

【气味】辛，平，无毒。

【主治】风寒温疟，热气诸痫，除邪，利大小便。(《本经》)

治湿风，口面㖞斜，手足拘痛，散留痰，肺气喘嗽。(甄权)

附方

风湿相搏（关节沉痛，微肿恶风）。防己一两，黄芪二两二钱半，白术七钱半，炙甘草半两，剉散。每服五钱，生姜四片，枣一枚，水一盏半，煎八分，温服。良久再服。腹痛加芍药。(《仲景方》)

实

【主治】脱肛。焙研。煎饮代茶。(《肘后》)

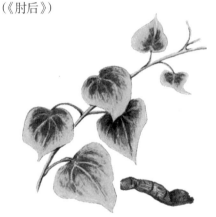

防己

利水渗湿药

本草纲目

在中医药理论中，凡能渗泄水湿，通利水道，治疗水湿内停病证的药物，称为利水渗湿药。利水渗湿药味多甘淡，主归小肠、膀胱经，具有利水消肿、利湿退黄、利尿通淋等功效。中医科学研究证明，利水渗湿药主要具有利胆保肝、利尿、降血脂、调节免疫功能、抗肿瘤、抗病原体作用。

茯苓

《本经》上品

■释名 伏灵、伏菟、松腴、不死面，抱根者名伏神。〔时珍曰〕茯苓，《史记·龟策传》作伏灵。盖松之神灵之气，伏结而成，故谓之伏灵、伏神也。

■集解 〔时珍曰〕下有茯苓，则上有灵气如丝之状，山人亦时见之。茯苓有大如斗者，有坚如石者，绝胜。其轻虚者不佳，盖年浅未坚故尔。

【气味】甘，平，无毒。

【主治】止消渴好睡，大腹淋沥，膈中痰水，水肿淋结，开胸腑，调脏气，伐肾邪，长阴，益气力，保神气。(《别录》)

开胃止呕逆，善安心神，主肺痿痰壅，心腹胀满，小儿惊痫，女人热淋。(甄权)

补五劳七伤，开心益志，止健忘，暖腰膝，安胎。(《大明》)

止渴，利小便，除湿益燥，和中益气，利腰脐间血。(元素)

逐水缓脾，生津导气，平火止泄，除虚热，开腠理。(李杲)

泻膀胱，益脾胃，治肾积奔豚。(好古)

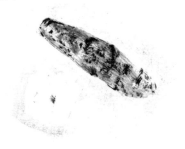

茯苓

【主治】破结气。(甄权)

泻心、小肠、膀胱湿热，利窍行水。(时珍)

【主治】水肿肤胀，开水道，开腠理。(时珍)

【发明】〔弘景曰〕茯苓白色者补，赤色者利。俗用甚多，仙方服食亦为至要。云其通神而致灵，和魂而炼魄，利窍而益肌，厚肠而开心，调营而理卫，上品仙药也。善能断谷不饥。

〔宗奭曰〕茯苓行水之功多，益心脾不可缺也。

【主治】偏风，口面㖞斜，毒风，筋挛不语，心神惊掣，虚而健忘。(甄权)

治脚气痹痛，诸筋牵缩。(时珍)

【发明】〔弘景曰〕仙方止云茯苓而无茯神，为疗既同，用应无嫌。

薏苡仁

《本经》上品

■ 释名 解蠡、芑实。〔时珍曰〕薏苡名义未详。其叶似蠡实叶而解散。又似芑黍之苗，故有解蠡、芑实之名。蘵米乃其坚硬者，有赣强之意。苗名屋菼。《救荒本草》云：回回米又呼西番蜀秫。俗名草珠儿。

■ 集解 〔《别录》曰〕薏苡仁生真定平泽及田野。八月采实，采根无时。

〔弘景曰〕真定县属常山郡。近道处处多有，人家种之。出交趾者子最大，彼土呼为簳珠。故马援在交趾饵之，载还为种，人谗以为珍珠也。实重累者为良。取仁用。

〔时珍曰〕薏苡人多种之。二三月宿根自生。叶如初生芑茅。五六月抽茎开花结实。

【气味】甘，微寒，无毒。

【主治】筋急拘挛，不可屈伸，久风湿痹，下气。久服，轻身益气。(《本经》)

除筋骨中邪气不仁，利肠胃，消水肿，令人能食。(《别录》)

炊饭作面食，主不饥，温气。煮饮，止消渴，杀蛔虫。(藏器)

治肺痿肺气，积脓血，咳嗽涕唾，上气。煎服，破毒肿。(甄权)

去干湿脚气，大验。(孟诜)

健脾益胃，补肺清热，去风胜湿。炊饭食，治冷气。煎饮，利小便热淋。(时珍)

【发明】〔时珍曰〕薏苡仁属土，阳明药也，故能健脾益胃。虚则补其母，故肺痿、肺痈用之。筋骨之病，以治阳明为本，故拘挛筋急风痹者用之。土能胜水除湿，故泄痢水肿用之。按古方小续命汤注云：中风筋急拘挛，语迟脉弦者，加薏苡仁。亦扶脾抑肝之义。

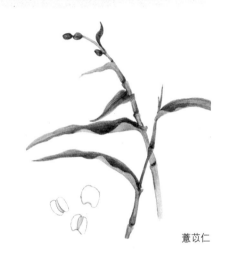

薏苡仁

附方

薏苡仁饭。治冷气。用薏苡仁春熟，炊为饭食。气味欲如麦饭乃佳。或煮粥亦好。(《广济方》)

薏苡仁粥。治久风湿痹，补正气，利肠胃，消水肿，除胸中邪气，治筋脉拘挛。薏苡仁为末，同粳米煮粥，日日食之，良。(《纲目》)

风湿身疼（日晡剧者）。张仲景麻黄杏仁薏苡仁汤主之。麻黄三两，杏仁十枚，甘草、薏苡仁各一两，以水四升，

煮取二升，分再服。(《金匮要略》)

水肿喘急。用郁李仁二两研，以水滤汁，煮薏苡仁饭，日二食之。(《独行方》)

沙石热淋（痛不可忍）。用玉秫（即薏苡仁也，子、叶、根皆可用）水煎热饮。夏月冷饮。以通为度。(杨氏《经验方》)

肺痈咳唾（心胸甲错者）。以淳苦酒煮薏苡仁令浓，微温顿服。肺有血，当吐出愈。(《范汪方》)

肺痈咯血。薏苡仁三合（捣烂），水二大盏，煎一盏，入酒少许，分二服。(《济生》)

喉卒痈肿。吞薏苡仁二枚，良。(《外台》)

痈疽不溃。薏苡仁一枚，吞之。(姚僧坦方)

孕中有痈。薏苡仁煮汁，频频饮之。(《妇人良方补遗》)

泽泻

《本经》上品

释名 水泻、及泻、禹孙。〔时珍曰〕去水曰泻，如泽水之泻也。禹能治水，故曰禹孙。余未详。

集解 〔《别录》曰〕泽泻生汝南池泽。五月采叶，八月采根，九月采实，阴干。

根

【气味】甘，寒，无毒。

【主治】补虚损五劳，除五脏痞满，起阴气，止泄精消渴淋沥，逐膀胱三焦停水。(《别录》)

主肾虚精自出，治五淋，利膀胱热，宣通水道。(甄权)

主头旋耳虚鸣，筋骨挛缩，通小肠，止尿血，主难产，补女人血海，令人有子。(《大明》)

入肾经，去旧水，养新水，利小便，消肿胀，渗泄止渴。(元素)

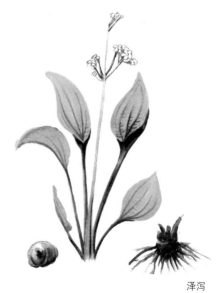

泽泻

渗湿热，行痰饮，止呕吐泻痢，疝痛脚气。（时珍）

【发明】〔宗奭曰〕泽泻之功，长于行水。张仲景治水蓄渴烦，小便不利，或吐或泻，五苓散主之，方用泽泻，故知其长于行水。《本草》引扁鹊云：多服病人眼。诚为行去其水也。凡服泽泻散人，未有不小便多者。小便既多，肾气焉得复实？今人止泄精，多不敢用之。仲景八味丸用之者，亦不过引接桂、附等，归就肾经，别无他意。

〔好古曰〕《本经》云久服明目，扁鹊云多服昏目，何也？易老云：去胕中留垢，以其味咸能泻伏水故也。泻伏水，去留垢，故明目；小便利，肾气虚，故昏目。

〔时珍曰〕泽泻气平，味甘而淡。淡能渗泄，气味俱薄，所以利水而泄下。脾胃有湿热，则头重而目昏耳鸣。泽泻渗去其湿，则热亦随去，而土气得令，清气上行，天气明爽，故泽泻有养五脏、益气力、治头旋、聪明耳目之功。若久服，则降令太过，清气不升，真阴潜耗，安得不目昏耶？仲景地黄丸用茯苓、泽泻者，乃取其泻膀胱之邪气，非引接也。古人用补药必兼泻邪，邪去则补药得力，一辟一阖，此乃玄妙。

【气味】咸，平，无毒。

【主治】大风，乳汁不出，产难，强阴气。久服轻身。（《别录》）

【气味】甘，平，无毒。

【主治】风痹消渴，益肾气，强阴，补不足，除邪湿。久服面生光，令人无子。（《别录》）

【发明】〔时珍曰〕《别录》言泽泻叶及实，强阴气，久服令人无子；而《日华子》言泽泻催生，补女人血海，令人有子，似有不同。既云强阴，何以令人无子？既能催生，何以令人有子？盖泽泻同补药，能逐下焦湿热邪垢，邪气既去，阴强海净，谓之有子可也；若久服则肾气大泄，血海反寒，谓之无子可也。所以读书不可执一。

附方

水湿肿胀。白术、泽泻各一两，为末，或为丸。每服三钱，茯苓汤下。（《保命集》）

冒暑霍乱（小便不利，头运引饮）。三白散：用泽泻、白术、白茯苓各三钱，水一盏，姜五片，灯芯十茎，煎八分，温服。（《局方》）

冬瓜

《本经》上品

释名 白瓜、水芝、地芝。〔时珍曰〕冬瓜，以其冬熟也。

集解 〔时珍曰〕冬瓜三月生苗引蔓，大叶团而有尖，茎叶皆有刺毛。六七月开黄花，结实大者径尺余，长三四尺，嫩时绿色有毛，老则苍色有粉，其皮坚厚，其肉肥白。其瓤谓之瓜练，白虚如絮，可以浣练衣服。

【气味】甘，微寒，无毒。

【主治】小腹水胀，利小便，止渴。（《别录》）

捣汁服，止消渴烦闷，解毒。（弘景）

益气耐老，除心胸满，去头面热。（孟诜）

消热毒痈肿。切片摩痱子，甚良。（《大明》）

【发明】〔诜曰〕热者食之佳，冷者食之瘦人。煮食练五脏，为其下气故也。欲得体瘦轻健者，则可长食之；若要肥，则勿食也。

〔宗奭曰〕凡患发背及一切痈疽者，削一大块置疮上，热则易之，分散热毒气甚良。

〔震亨曰〕冬瓜性走而急。寇氏谓其分散热毒气，盖亦取其走而性急也。久病者、阴虚者忌之。孙真人言：九月勿食，令人反胃。须被霜食之乃佳。

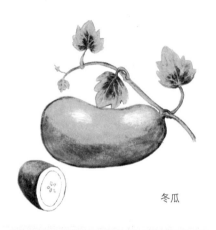

冬瓜

附方

消渴不止。冬瓜一枚削皮，埋湿地中，一月取出，破开取清水日饮之。或烧熟绞汁饮之。（《圣济总录》）

消渴骨蒸。大冬瓜一枚去瓤，入黄连末填满，安瓮内，待瓜消尽，同研，丸梧子大。每服三四十丸，煎冬瓜汤下。（《经验》）

面黑令白。冬瓜一个，竹刀去皮切片，酒一升半，水一升，煮烂滤去滓，熬成膏，瓶收，每夜涂之。（《圣济总录》）

玉蜀黍

《纲目》

 释名 玉高粱。

集解 〔时珍曰〕玉蜀黍种出西土，种者亦罕。其苗叶俱似蜀黍而肥矮，亦似薏苡。苗高三四尺。六七月开花成穗如秕麦状。苗心别出一苞，如棕鱼形，苞上出白须垂垂。久则苞拆子出，颗颗攒簇。子亦大如棕子，黄白色。可炸炒食之。炒拆白花，如炒拆糯谷之状。

 米

【气味】甘，平，无毒。

【主治】调中开胃。(时珍)

根 **叶**

【主治】小便淋沥沙石，痛不可忍，煎汤频饮。(时珍)

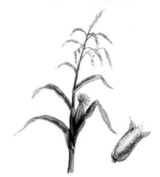

玉蜀黍

壶卢

《日华》

 释名 瓠瓜、匏瓜。〔时珍曰〕壶，酒器也。卢，饭器也。此物各象其形，又可为酒饭之器，因以名之。

集解 〔时珍曰〕长瓠、悬瓠、壶卢、匏瓜、蒲卢，名状不一，其实一类各色也。处处有之，但有迟早之殊。

壶 **瓠**

【气味】甘，平，滑，无毒。

附方

腹胀黄肿。用亚腰壶卢连子烧存性，每服一个，食前温酒下。不饮酒者，白汤下。十余日见效。(《简便方》)

【主治】消渴恶疮，鼻口中肉烂痛。(思邈)

消热，服丹石人宜之。(孟诜)

除烦，治心热，利小肠，润心肺，治石淋。(《大明》)

141

【气味】甘，平，无毒。

【主治】为茹耐饥。（思邈）

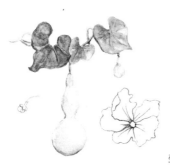

壶卢

【主治】解毒。（时珍）

【主治】齿龀或肿或露，齿摇疼痛，用八两同牛膝四两，每服五钱，煎水含漱，日三四次。（《御药院方》）

附方

预解胎毒。七八月，或三伏日，或中秋日，剪壶卢（须如环子脚者）阴干，于除夜煎汤浴小儿，则可免出痘。（唐瑶《经验方》）

茵陈蒿

■ 释名 〔藏器曰〕此虽蒿类，经冬不死，更因旧苗而生，故名因陈，后加蒿字耳。〔时珍曰〕按张揖《广雅》及吴普《本草》并作因尘，不知何义。

■ 集解 〔时珍曰〕茵陈昔人多莳为蔬，故入药用山茵陈，所以别家茵陈也。

【气味】苦，平、微寒，无毒。

【主治】风湿寒热邪气，热结黄疸。久服轻身益气耐老。面白悦长年。白兔食之仙。（《本经》）

治通身发黄，小便不利，除头热，去伏瘕。（《别录》）

通关节，去滞热，伤寒用之。（藏器）

石茵陈：治天行时疾热狂，头痛头

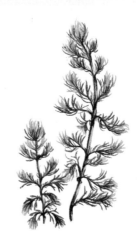

茵陈蒿

旋，风眼疼，瘰疬。女人症瘕，并闪损乏绝。（《大明》）

【发明】〔宗奭曰〕张仲景治伤寒热甚发黄，身面悉黄者，用之极效。一僧因伤寒后发汗不彻，有留热，面身皆黄，多热，期年不愈。医作食黄治不对，而食不减。予与此药，服五日病减三分之一，十日减三分之二，二十日病悉去。方用山茵陈、山栀子各三分，秦艽、升麻各四钱，为散。每用三钱，水四合，煎二合，去滓，食后温服，以知为度。此药以山茵陈为本，故书之。

〔王好古曰〕张仲景茵陈栀子大黄汤，治湿热也。栀子柏皮汤，治燥热也。如苗涝则湿黄，苗旱则燥黄。湿则泻之，燥则润之可也。此二药治阳黄也。韩祗

和、李思训治阴黄，用茵陈附子汤。大抵以茵陈为君主，而佐以大黄、附子，各随其寒热也。

附方

茵陈羹。除大热黄疸，伤寒头痛，风热瘴疟，利小便。以茵陈细切，煮羹食之。生食亦宜。（《食医心镜》）

疬疡风病。茵陈蒿两握，水一斗五升，煮取七升。先以皂荚汤洗，次以此汤洗之，冷更作。隔日一洗，不然恐痛也。（崔行功《纂要》）

遍身黄疸。茵陈蒿一把，同生姜一块，捣烂，于胸前四肢，日日擦之。（《直指方》）

眼热赤肿。山茵陈、车前子等分。煎汤调茶调散，服数服。（《直指方》）

虎杖

释名 苦杖、大虫杖、斑杖、酸杖。〔时珍曰〕杖言其茎，虎言其斑也。或云一名杜牛膝者，非也。一种斑杖似篛头者，与此同名异物。

集解 〔弘景曰〕田野甚多，状如大马蓼，茎斑而叶圆。

〔保升曰〕所在有之。生下湿地，作树高丈余，其茎赤根黄。二月、八月采根。日干。

〔颂曰〕今出汾州、越州、滁州，处处有之。三月生苗，茎如竹笋状，上有赤斑点，初生便分枝子。叶似小杏叶，七月开花，九月结实。南中出者，无花。根皮黑色，破开即黄，似柳根。亦有高丈余者。《尔雅》云：蒤，虎杖。郭璞注云：似荭草而粗大，有细刺，可以染赤。是也。

〔宗奭曰〕此草药也。《蜀本》言作木高丈余者，非矣。大率毕似寒菊，然花叶茎蕊差大为异。仍茎叶有淡黑斑。六七月旋旋开花，至九月中方已。花片四出，其色如桃花，差大而外微深。陕西山麓水次甚多。

〔时珍曰〕其茎似荭蓼，其叶圆似杏，其枝黄似柳，其花状似菊，色似桃花。合而观之，未尝不同也。

根

【气味】微温。

【主治】通利月水，破留血症结。（《别录》）

治产后血运，恶血不下，心腹胀满，排脓，主疮疖，扑损瘀血，破风毒结气。（《大明》）

烧灰，贴诸恶疮，焙研炼蜜为丸，陈米饮服，治肠痔下血。（苏颂）

研末酒服，治产后瘀血血痛，及坠扑昏闷有效。（时珍）

【发明】〔权曰〕暑月以根和甘草同煎为饮，色如琥珀可爱，甚甘美。瓶置井中，令冷澈如冰，时人呼为冷饮子，啜之且尊于茗，极解暑毒。其汁染米作糜糕益美。捣末浸酒常服，破女子经脉不通。有孕人勿服。

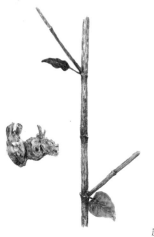

虎杖

〔时珍曰〕孙真人《千金方》治女人月经不通，腹内积聚，虚胀雷鸣，四肢沉重，亦治丈夫积聚，有虎杖煎：取高地虎杖根，剉二斛，水二石五斗，煮取一斗半，去滓，入醇酒五升，煎如饧。每服一合，以知为度。又许学士《本事方》治男妇诸般淋疾，用苦杖根洗净，剉一合，以水五盏，煎一盏，去滓，入乳香、麝香少许服之。鄞县尉耿梦得，内人患沙石淋，已十三年。每溲痛楚不可忍，溺器中小便下沙石剥剥有声。百方不效，偶得此方服之，一夕而愈。乃予目击者。

附方

小便五淋。苦杖为末，每服二钱，用饭饮下。（《集验方》）

月水不利。虎杖三两，凌霄花、没药各一两，为末，热酒每服一钱。又方：治月经不通，腹大如瓮，气短欲死。虎杖一斤（去头暴干，切），土瓜根汁、牛膝汁二斗。水一斛，浸虎杖一宿，煎取二斗，入二汁，同煎如饧。每酒服一合，日再夜一，宿血当下。（《圣惠方》）

时疫流毒（攻手足，肿痛欲断）。用虎杖根剉，煮汁渍之。（《肘后方》）

气奔怪病。人忽遍身皮底混混如波浪声，痒不可忍，抓之血出不能解，谓之气奔。以苦杖、人参、青盐、细辛各一两，作一服，水煎，细饮尽便愈。（夏子益《奇疾方》）

车前

《本经》上品

释名 当道、芣苢、车轮菜。〔时珍曰〕按《尔雅》云：芣苢，马舄。马舄，车前。陆玑《诗疏》云：此草好生道边及牛马迹中，故有车前、当道、马舄、牛遗之名。

集解〔时珍曰〕王旻《山居录》：有种车前剪苗食法，则昔人常以为蔬矣。今野人犹采食之。

子

【气味】甘，寒，无毒。

【主治】气癃止痛，利水道小便，除湿痹。久服轻身耐老。(《本经》)

男子伤中，女子淋沥不欲食，养肺强阴益精，令人有子，明目疗赤痛。(《别录》)

去风毒，肝中风热，毒风冲眼，赤痛障翳，脑痛泪出，压丹石毒，去心胸烦热。(甄权)

养肝。(萧炳)

治妇人难产。(陆玑)

【发明】〔时珍曰〕按《神仙服食经》云：车前一名地衣，雷之精也。服之形化，八月采之。今车前五月子已老，而云七八月者，地气有不同尔。唐张籍诗

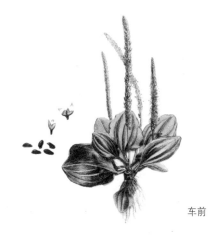

车前

云：开州午月车前子，作药人皆道有神。惭愧文君怜病眼，三千里外寄闲人。观此亦以五月采开州者为良，又可见其治目之功。大抵入服食，须佐他药，如六味地黄丸之用泽泻可也。若单用则泄太过，恐非久服之物。欧阳公常得暴下病，国医不能治。夫人买市人药一贴，进之而愈。力叩其方，则车前子一味为末，米饮服二钱匕。云此药利水道而不动气，水道利则清浊分，而谷藏自止矣。

附方

久患内障。车前子、干地黄、麦门冬等分，为末。蜜丸如梧子大，服之。累试有效。(《圣惠方》)

风热目暗（涩痛）。车前子、宣州黄连各一两，为末。食后温酒服一钱，日二服。(《圣惠方》)

【气味】甘，寒，无毒。

【主治】金疮，止血衄鼻，瘀血血瘕，下血，小便赤，止烦下气，除小虫。(《别录》)

附方

目赤作痛。车前草自然汁，调朴硝末，卧时涂眼胞上，次早洗去。(《圣济总录》)

小便不通。车前草一斤，水三升，煎取一升半，分三服。(《百一方》)

小便尿血。车前(捣汁)五合，空心服。(《外台秘要》)

热痢不止。车前叶捣汁一盏，入蜜一合煎，温服。(《圣惠方》)

地肤

《本经》上品

释名 地葵、地麦。
集解 〔时珍曰〕地肤嫩苗，可作蔬茹，一科数十枝，攒簇团团直上，性最柔弱，故将老时可为帚，耐用。

【气味】苦，寒，无毒。

【主治】膀胱热，利小便，补中益精气。久服耳目聪明，轻身耐老。(《本经》)

去皮肤中热气，使人润泽，散恶疮疝瘕，强阴。(《别录》)

【发明】〔藏器曰〕众病皆起于虚。虚而多热者，加地肤子、甘草。

附方

胁下疼痛。地肤子为末，酒服方寸匕。(《寿域神方》)

【气味】苦，寒，无毒。

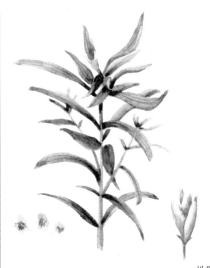

地肤

【主治】捣汁服，主赤白痢，烧灰亦善。煎水洗目，去热暗雀盲涩痛。(《别录》)

主大肠泄泻，和气，涩肠胃，解恶疮毒。（苏颂）

煎水日服，治手足烦疼，利小便诸淋。（时珍）

【发明】〔时珍曰〕按虞抟《医学正传》云：抟兄年七十，秋间患淋，二十余日，百方不效。后得一方，取地肤草捣自然汁，服之遂通。至贱之物，有回生之功如此。

附方

物伤睛陷（弩肉突出）。地肤（洗去土）二两，捣绞汁，每点少许，冬月以干者煮浓汁。（《圣惠方》）

灯芯草

宋《开宝》

释名 虎须草、碧玉草。

集解 〔志曰〕灯芯草生江南泽地，丛生，茎圆细而长直，人将为席。

〔宗奭曰〕陕西亦有之。蒸熟待干，折取中心白穰燃灯者，是谓熟草。又有不蒸者，但生干剥取为生草。入药宜用生草。

〔时珍曰〕此即龙须之类，但龙须紧小而瓢实，此草稍粗而瓢虚白。吴人栽莳之，取瓢为灯炷，以草织席及蓑。他处野生者不多。外丹家以之伏硫、砂。雷公《炮炙论》序云：硇遇赤须，永留金鼎。注云：赤须亦呼虎须草，煮硇能住火。不知即此虎须否也？

茎 及 根

【气味】甘，寒，无毒。

【主治】五淋，生煮服之。败席煮服，更良。（《开宝》）

泻肺，治阴窍涩不利，行水，除水肿癃闭。（元素）

治急喉痹，烧灰吹之甚捷。烧灰涂乳上，饲小儿，止夜啼。（震亨）

降心火，止血通气，散肿止渴。烧灰入轻粉、麝香，治阴疳。（时珍）

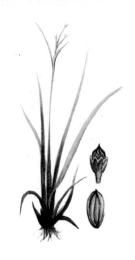

灯芯草

附方

破伤出血。灯芯草嚼烂敷之，立止。(《胜金方》)

衄血不止。灯芯一两，为末，入丹砂一钱，米饮，每服二钱。(《圣济总录》)

痘疮烦喘(小便不利者)。灯芯一把，鳖甲二两，水一升半，煎六合，分二服。(庞安常《伤寒论》)

夜不合眼(难睡)。灯草煎汤代茶饮，即得睡。(《集简方》)

湿热黄疸。灯草根四两，酒、水各半，入瓶内煮半日，露一夜，温服。(《集玄方》)

理气药

本草纲目

凡以疏通气机、消除气滞为主要作用的药物，称为理气药，又称为行气药。理气药性味多辛苦温。气味芳香能疏理气机，具有行气消胀、破气散结，并可通过畅达气机、消除气滞而达到止痛的功效。本类药物根据其性能的不同，可分为疏肝解郁药、调脾和胃药、宣降肺气药等。近代研究表明，理气药主要具有兴奋或抑制胃肠道平滑肌的作用，促进消化液的分泌，利胆调节子宫平滑肌，舒张支气管平滑肌，增加冠状动脉血流量，兴奋心肌，抗菌，升高血压等作用。

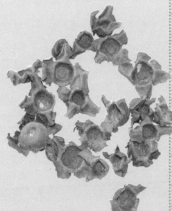

沉香

《别录》上品

释名 沉水香、蜜香。〔时珍曰〕木之心节置水则沉，故名沉水，亦曰水沉。半沉者为栈香，不沉者为黄熟香。

集解 〔恭曰〕沉香、青桂、鸡骨、马蹄、煎香，同是一树，出天竺诸国。木似榉柳，树皮青色。叶似橘叶，经冬不凋。夏生花，白而圆。秋结实似槟榔，大如桑葚，紫而味辛。

〔藏器曰〕沉香枝、叶并似椿。云似橘者，恐未是也。其枝节不朽，沉水者为沉香；其肌理有黑脉，浮者为煎香。鸡骨、马蹄皆是煎香，并无别功，止可熏衣去臭。

〔时珍曰〕香之等凡三：曰沉，曰栈，曰黄熟是也。沉香入水即沉，其品凡四：曰熟结，乃膏脉凝结自朽出者；曰生结，乃刀斧伐仆，膏脉结聚者；曰脱落，乃因水朽而结者；曰虫漏，乃因蠹隙而结者。生结为上，熟脱次之。坚黑为上，黄色次之。角沉黑润，黄沉黄润，蜡沉柔韧，革沉纹横，皆上品也。

【气味】辛，微温，无毒。

【主治】风水毒肿，去恶气。（《别录》）

主心腹痛，霍乱中恶，邪鬼疰气，清人神，并宜酒煮服之。诸疮肿，宜入膏中。（李珣）

调中，补五脏，益精壮阳，暖腰膝，止转筋吐泻冷气，破症癖，冷风麻痹，骨节不任，风湿皮肤瘙痒，气痢。（《大明》）

补右肾命门。（元素）

补脾胃，及痰涎、血出于脾。（李杲）

治上热下寒，气逆喘急，大肠虚闭，小便气淋，男子精冷。（时珍）

附方

诸虚寒热（冷痰虚热）。冷香汤：用沉香、附子（炮）等分，水一盏，煎七分，露一夜，空心温服。（王好古《医垒元戎》）

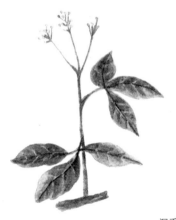

沉香

胃冷久呃。沉香、紫苏、白豆蔻仁各一钱，为末。每柿蒂汤服五七分。（吴球《活人心统》）

心神不足（火不降，水不升，健忘惊悸）。朱雀丸：用沉香五钱，茯神二两，为末，炼蜜和，丸小豆大。每食后人参汤服三十丸，日二服。（王璆《百一选方》）

肾虚目黑（暖水脏）。用沉香一两，蜀椒（去目，炒出汗）四两，为末，酒

糊丸梧子大。每服三十丸，空心盐汤下。（《普济方》）

胞转不通。非小肠、膀胱、厥阴受病，及强忍房事，或过忍小便所致，当治其气则愈，非利药可通也。沉香、木香各二钱，为末。白汤空腹服之，以通

为度。（《医垒元戎》）

大肠虚闭（因汗多，津液耗涸者）。沉香一两，肉苁蓉（酒浸，焙）二两，各研末，以麻仁研汁作糊，丸梧子大。每服一百丸，蜜汤下。（严子礼《济生方》）

檀香

《别录》下品

释名 旃檀、真檀。〔时珍曰〕檀，善木也。释氏呼为旃檀，以为汤沐，犹言离垢也。番人讹为真檀。云南人呼紫檀为胜沉香，即赤檀也。

集解 〔藏器曰〕白檀出海南。树如檀。

〔恭曰〕紫真檀出昆仑盘盘国。虽不生中华，人间遍有之。

〔颂曰〕檀香有数种，黄、白、紫之异，今人盛用之。江淮、河朔所生檀木，即其类，但不香尔。

〔时珍曰〕按《大明一统志》云：檀香出广东、云南，及占城、真腊、爪哇、渤泥、暹罗、三佛齐、回回等国，今岭南诸地亦皆有之。树、叶皆似荔枝，皮青色而滑泽。

白 旃 檀

【气味】辛，温，无毒。

【主治】消风热肿毒。（弘景）

治中恶鬼气，杀虫。（藏器）

煎服，止心腹痛，霍乱肾气痛。水磨，涂外肾并腰肾痛处。（《大明》）

散冷气，引胃气上升，进饮食。（元素）

噎膈吐食。又面生黑子，每夜以浆水洗拭令赤，磨汁涂之，甚良。（时珍）

【发明】〔杲曰〕白檀调气，引芳香之物，上至极高之分。最宜橙、橘之属，

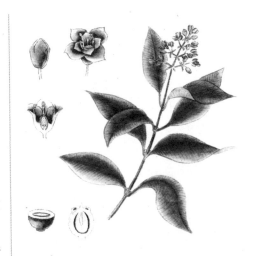

檀香

佐以姜、枣，辅以葛根、缩砂、益智、豆蔻，通行阳明之经，在胸膈之上，处咽嗌之间，为理气要药。

〔时珍曰〕《楞严经》云：白㤉檀涂身，能除一切热恼。今西南诸番酋，皆用诸香涂身，取此义也。杜宝《大业录》云：隋有寿禅师妙医术，作五香饮济人。沉香饮、檀香饮、丁香饮、泽兰饮、甘松饮，皆以香为主，更加别药，有味而止渴，兼补益人也。道书檀香谓之浴香，

不可烧供上真。

【气味】咸，微寒，无毒。

【主治】摩涂恶毒风毒。（《别录》）

刮末敷金疮，止血止痛。疗淋。（弘景）

【发明】〔时珍曰〕白檀辛温，气分之药也。故能理卫气而调脾肺，利胸膈。紫檀咸寒，血分之药也。故能和营气而消肿毒，治金疮。

木香

《本经》上品

释名 蜜香、青木香。〔时珍曰〕木香，草类也。本名蜜香，因其香气如蜜也。缘沉香中有蜜香，遂讹此为木香尔。

集解 〔时珍曰〕木香，南方诸地皆有。《一统志》云：叶类丝瓜，冬月取根，晒干。

【气味】辛，温，无毒。

【主治】邪气，辟毒疫温鬼，强志，主淋露。久服不梦寤魇寐。（《本经》）

消毒，杀鬼精物，温疟蛊毒，气劣气不足，肌中偏寒，引药之精。（《别录》）

治心腹一切气，膀胱冷痛，呕逆反胃，霍乱泄泻痢疾，健脾消食，安胎。（《大明》）

九种心痛，积年冷气，痃癖症块胀痛，壅气上冲，烦闷羸劣，女人血气刺

心，痛不可忍，末酒服之。（甄权）

散滞气，调诸气，和胃气，泄肺气。（元素）

行肝经气。煨熟，实大肠。（震亨）

治冲脉为病，逆气里急，主腨渗小便秘。（好古）

【发明】〔弘景曰〕青木香，大秦国人以疗毒肿、消恶气有验。今惟制蛀虫丸用之。常以煮汁沐浴大佳。

〔宗奭曰〕木香专泄决胸腹间滞塞冷气，他则次之。得橘皮、肉豆蔻、生姜相佐使绝佳，效尤速。

〔元素曰〕木香除肺中滞气。若治中下二焦气结滞，及不转运，须用槟榔为使。

〔震亨曰〕调气用木香，其味辛，气能上升，如气郁不达者宜之。若阴火冲上者，则反助火邪，当用黄檗、知母，而少以木香佐之。

〔好古曰〕《本草》云：主气劣，气不足，补也；通壅气，导一切气，破也。安

附方

气滞腰痛。青木香、乳香各二钱，酒浸，饭上蒸，均以酒调服。（《圣惠方》）

腋臭阴湿（凡腋下、阴下湿臭，或作疮）。青木香以好醋浸，夹于腋下、阴下。为末敷之。（《外台秘要》）

胎，健脾胃，补也；除痃癖症块，破也。其不同如此。洁古张氏但言调气，不言补也。

〔机曰〕与补药为佐则补，与泄药为君则泄也。

〔权曰〕《隋书》言樊子盖为武威太守，车驾入吐谷浑，子盖以彼多瘴气，献青木香以御雾露之邪。

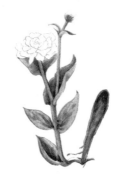

木香

荔枝

宋《开宝》

释名 离枝、丹荔。〔时珍曰〕司马相如《上林赋》作离支。按白居易云：若离本枝，一日色变，三日味变。则离支之名，又或取此义也。

集解 〔时珍曰〕荔枝炎方之果，性最畏寒，易种而根浮。其木甚耐久，有经数百年犹结实者。其实生时肉白，干时肉红。日晒火烘，卤浸蜜煎，皆可致远。成朵晒干者谓之荔锦。

【气味】甘，平，无毒。

【主治】止渴，益人颜色。（《开宝》）

食之止烦渴，头重心躁，背膊劳闷。（李珣）

治瘰疬瘤赘，赤肿疔肿，发小儿痘疮。（时珍）

附方

痘疮不发。荔枝肉浸酒饮，并食之。忌生冷。（闻人规《痘疹论》）

风牙疼痛。用荔枝连壳烧存性，研末，擦牙即止。（《普济》）

呃逆不止。荔枝七个，连皮核烧存性，为末。白汤调下，立止。（杨拱《医方摘要》）

【发明】〔震亨曰〕荔枝属阳，主散无形质之滞气，故消瘤赘赤肿者用之。苟不明此，虽用之无应。

【气味】甘，温，涩，无毒。

【主治】心痛、小肠气痛，以一枚煨存性，研末，新酒调服。（宗奭）

【发明】〔时珍曰〕荔枝核入厥阴，行散滞气，其实双结而核肖睾丸，故其治癞疝卵肿，有述类象形之义。

附方

脾痛不止。荔枝核为末，醋服二钱。数服即愈。（《卫生易简方》）

妇人血气（刺痛）。用荔枝核（烧存性）半两，香附子（炒）一两，为末。每服二钱，盐汤、米饮任下。名蠲痛散。（《妇人良方》）

【主治】痘疮出不爽快，煎汤饮之。又解荔枝热，浸水饮。（时珍）

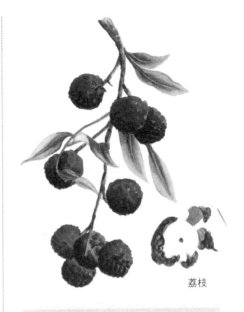

荔枝

附方

赤白痢。荔枝壳、橡斗壳（炒）、石榴皮（炒）、甘草（炙）各等分。每以半两，水一盏半，煎七分，温服，日二服。（《普济方》）

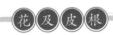

【主治】喉痹肿痛，用水煮汁。细细含咽，取瘥止。（苏颂）

温里药

本草

纲目

在中医药理论中，凡以温里祛寒为主要作用，用于治疗里寒症候的药物，称为温里药，又称为祛寒药。温里药大多味辛性温热，辛散温通，性热除寒，具有回阳救逆，温里散寒，温经止痛的功效。根据归经不同而有多种药效：归脾胃经，具有散寒止痛，温脾暖胃的功效；归肾经，功效为温肾助阳，回阳救逆；归肺经，又有止咳平喘，温肺化饮的功效。中医科学研究证明，温里药主要具有强心、抗休克、镇静、镇痛、改善微循环、扩张血管、调节胃肠功能、抗炎、免疫调节、促进胆汁分泌的作用。

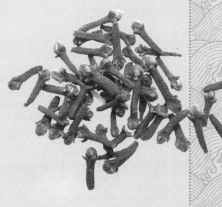

丁香

宋《开宝》

释名 丁子香、鸡舌香。〔藏器曰〕鸡舌香与丁香同种，花实丛生，其中心最大者为鸡舌（击破有顺理而解为两向，如鸡舌，故名），乃是母丁香也。

集解 〔恭曰〕鸡舌香树叶及皮并似栗，花如梅花，子似枣核，此雌树也，不入香用。其雄树虽花不实，采花酿之以成香。出昆仑及交州、爱州以南。

【气味】辛，微温，无毒。

【主治】风水毒肿，霍乱心痛，去恶气。（《别录》）

吹鼻，杀脑疳。入诸香中，令人身香。（甄权）

【气味】辛，温，无毒。

【主治】温脾胃，止霍乱拥胀，风毒诸肿，齿疳䘌。能发诸香。（《开宝》）

疗呕逆，甚验。（保升）

去胃寒，理元气。气血盛者勿服。（元素）

治虚哕，小儿吐泻，痘疮胃虚，灰白不发。（时珍）

【发明】〔好古曰〕丁香与五味子、广茂同用，治奔豚之气。亦能泄肺，能补胃，大能疗肾。

〔时珍曰〕宋末太医陈文中，治小儿痘疮不光泽，不起发，或胀或泻，或渴或气促，表里俱虚之证。并用木香散、异攻散，倍加丁香、官桂。甚者丁香三五十

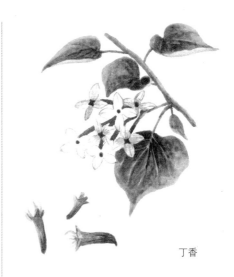

丁香

枚，官桂一二钱。亦有服之而愈者。

即树皮也。似桂皮而厚。

【气味】同香。

【主治】齿痛。（李珣）

心腹冷气诸病。方家用代丁香。（时珍）

【气味】辛，热，有毒。

【主治】风热毒肿。不入心腹之用。（《开宝》）

附方

暴心气痛。鸡舌香末，酒服一钱。（《肘后方》）

干霍乱痛（不吐不下）。丁香十四枚，研末，以沸汤一升和之，顿服。不瘥更作。（孙思邈《千金方》）

小儿吐泻。丁香、橘红等分，炼蜜丸黄豆大。米汤化下。（刘氏《小儿方》）

小儿呕吐（不止）。丁香、生半夏各一钱，姜汁浸一夜，晒干为末，姜汁打面糊丸黍米大。量大小，用姜汤下。（《全幼心鉴》）

胃冷呕逆（气厥不通）。母丁香三个，陈橘皮一块（去白，焙），水煎，热服。（《十便良方》）

反胃吐食。用母丁香、神曲（炒）等分，为末。米饮服一钱。（《圣惠方》）

伤寒呃逆（及哕逆不定）。丁香一两，干柿蒂（焙）一两，为末。每服一钱，煎人参汤下。（《简要济众方》）

妇人产难。母丁香三十六粒，滴乳香三钱六分，为末，同活兔胆和杵千下，丸作三十六丸。每服一丸，好酒化下，立验。名如意丹。（《颐真堂经验方》）

莳萝

宋《开宝》

释名 慈谋勒、小茴香。〔时珍曰〕莳萝、慈谋勒，皆番言也。

集解 〔藏器曰〕莳萝生佛誓国，实如马芹子，辛香。
〔颂曰〕今岭南及近道皆有之。三月、四月生苗，花实大类蛇床而簇生，辛香，六七月采实。今人多用和五味，不闻入药用。
〔时珍曰〕其子簇生，状如蛇床子而短，微黑，气辛臭，不及茴香。
〔嘉谟曰〕俗呼莳萝椒。内有黑子，但皮薄色褐不红耳。

【气味】辛，温，无毒。

【主治】下气利膈。（时珍）

【气味】辛，温，无毒。

【主治】小儿气胀，霍乱呕逆，腹冷不下食，两肋痞满。（藏器）

健脾，开胃气，温肠，杀鱼、肉毒，补水脏，治肾气，壮筋骨。（《日华》）

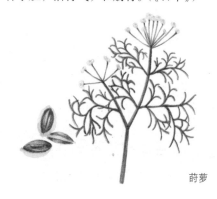

莳萝

附方	牙齿疼痛。舶上莳萝、芸薹子、白芥子等分，研末。口中含水，随左右嚏鼻，神效。(《圣惠方》)
闪挫腰痛。莳萝作末，酒服二钱匕。(《永类钤方》)	

胡椒

《唐本草》

释名 昧履支。〔时珍曰〕胡椒，因其辛辣似椒，故得椒名，实非椒也。

集解 〔时珍曰〕胡椒，今南番诸国及交趾、滇南、海南诸地皆有之。蔓生附树及作棚引之。叶如扁豆、山药辈。正月开黄白花，结椒累累，缠藤而生，状如梧桐子，亦无核，生青熟红，青者更辣。四月熟，五月采收，曝干乃皱。今遍中国食品，为日用之物也。

实

【气味】辛，大温，无毒。

【主治】下气温中去痰，除脏腑中风冷。(《唐本》)

去胃口虚冷气，宿食不消，霍乱气逆，心腹卒痛，冷气上冲。(李珣)

调五脏，壮肾气，治冷痢，杀一切鱼、肉、鳖、蕈毒。(《大明》)

【发明】〔时珍曰〕胡椒大辛热，纯阳之物，肠胃寒湿者宜之。热病人食之，动火伤气，阴受其害。时珍自少嗜之，岁岁病目，而不疑及也。后渐知其弊，遂痛绝之，目病亦止。才食一二粒，即便昏涩。此乃昔人所未试者。盖辛走气，热助火，此物气味俱厚故也。病咽喉口齿者，亦宜忌之。近医每以绿豆同用，治病有效。盖豆寒椒热，阴阳配合得宜，

且以豆制椒毒也。按张从正《儒门事亲》云：噎膈之病，或因酒得，或因气得，或因胃火。医氏不察，火里烧姜，汤中煮桂；丁香未已，豆蔻继之；荜茇未已，胡椒继之。虽曰和胃，胃本不寒；虽曰补胃，胃本不虚。况三阳既结，食必上潮，止宜汤丸小小润之可也。时珍窃谓此说虽是，然亦有食入反出、无火之证，

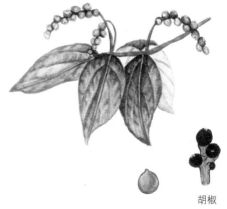

胡椒

又有痰气郁结、得辛热暂开之证，不可执一也。

附方

反胃吐食。戴原礼方：用胡椒醋浸，日干，如此七次，为末，酒糊丸梧子大。每服三四十丸，醋汤下。圣惠方：用胡椒七钱半，煨姜一两，水煎，分二服。

伤寒咳逆。日夜不止，寒气攻胃也。胡椒三十粒打碎，麝香半钱，酒一钟，煎半钟，热服。（《圣惠方》）

高良姜

释名 蛮姜。子名红豆蔻。〔时珍曰〕陶隐居言此姜始出高良郡，故得此名。

集解 〔时珍曰〕按范成大《桂海志》云：红豆蔻花丛生，叶瘦如碧芦，春末始发。初开花抽一干，有大箨包之。箨拆花见。一穗数十蕊，淡红鲜妍，如桃杏花色。蕊重则下垂如葡萄，又如火齐璎珞及剪彩鸾枝之状。每蕊有心两瓣，人比之连理也。其子亦似草豆蔻。

【修治】〔时珍曰〕高良姜、红豆蔻，并宜炒过入药。亦有以姜同吴茱萸、东壁土炒过入药用者。

【气味】辛，大温，无毒。

【主治】暴冷，胃中冷逆，霍乱腹痛。（《别录》）

下气益声，好颜色。煮饮服之，止痢。（藏器）

治风破气，腹内久冷气痛，去风冷痹弱。（甄权）

转筋泻痢，反胃，解酒毒，消宿食。（《大明》）

含块咽津，治忽然恶心，呕清水，逡巡即瘥。若口臭者，同草豆蔻为末，煎饮。（苏颂）

健脾胃，宽噎膈，破冷癖，除瘴疟。（时珍）

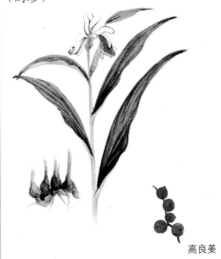

高良姜

【发明】〔杨士瀛曰〕噫逆胃寒者，高良姜为要药，人参、茯苓佐之，为其温胃，解散胃中风邪也。

〔时珍曰〕孙思邈《千金方》言：心脾冷痛，用高良姜，细锉微炒为末，米饮服一钱，立止。太祖高皇帝御制周颠仙碑文，亦载其有验云。又秽迹佛有治心口痛方云：凡男女心口一点痛者，乃胃脘有滞或有虫也。多因怒及受寒而起，遂致终身。俗言心气痛者，非也。用高良姜以酒洗七次焙研，香附子以醋洗七次焙研，各记收之。病因寒得，用姜末二钱，附末一钱；因怒得，用附末二钱，姜末一钱；寒怒兼有，各一钱半，以米饮加入生姜汁一匙，盐一捻，服之立止。韩飞霞《医通》书亦称其功云。

附方

脚气欲吐。凡患脚气人，每旦饱食，午后少食，日晚不食。若饥，可食豉粥。若觉不消，欲致霍乱者，即以高良姜一两，水三升，煮一升，顿服尽，即消。若卒无者，以母姜一两代之，清酒煎服。虽不及高良姜，亦甚效也。

养脾温胃。去冷消痰，宽胸下气，大治心脾疼及一切冷物所伤。用高良姜、干姜等分，炮研末，面糊丸梧子大，每食后橘皮汤下十五丸。妊妇勿服。（《和剂局方》）

秦椒

《本经》中品

释名 大椒。

集解〔《别录》曰〕秦椒生泰山山谷及秦岭上，或琅琊。八月、九月采实。

〔弘景曰〕今从西来。形似椒而大，色黄黑，味亦颇有椒气。或云即今樛树子。樛乃猪椒，恐谬。

〔恭曰〕秦椒树，叶及茎、子都似蜀椒，但味短实细尔。蓝田、秦岭间大有之。

〔颂曰〕今秦、凤、明、越、金、商州皆有之。初秋生花，秋末结实，九月、十月采之。《尔雅》云：檓，大椒。郭璞注云：椒丛生，实大者为檓也。《诗·唐风》云：椒聊之实，繁衍盈升。陆玑《疏义》云：椒树似茱萸，有针刺。茎叶坚而滑泽，味亦辛香。蜀人作茶，吴人作茗，皆以其叶合煮为香。今成皋诸山有竹叶椒，其木亦如蜀椒，小毒热，不中合药也，可入饮食中及蒸鸡、豚用。东海诸岛上亦有椒，枝、叶皆相似。子长而不圆，甚香，其味似橘皮。岛上獐、鹿食其叶，其肉自然作椒、橘香。今南北所生一种椒，其实大于蜀椒，与陶氏及郭、陆之说正相合，当以实大者为秦椒也。

〔宗奭曰〕此秦地所产者，故言秦椒。大率椒株皆相似，但秦椒叶差大，粒亦大而纹低，不若蜀椒皱纹高为异也。然秦地亦有蜀椒种。

〔时珍曰〕秦椒，花椒也。始产于秦，今处处可种，最易蕃衍。其叶对生，尖而有刺。四月生细花。五月结实，生青熟红，大于蜀椒，其目亦不及蜀椒目光黑也。

【气味】辛，温，有毒。

【主治】除风邪气，温中，去寒痹，坚齿发，明目。久服，轻身好颜色，耐老增年通神。《本经》

疗喉痹吐逆疝瘕，去老血，产后余疾腹痛，出汗，利五脏。《别录》

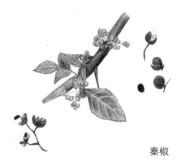

秦椒

膏痹尿多（其人饮少）。用秦椒一分出汗，瓜蒂二分，为末。水服方寸匕，日三服。《伤寒类要》

手足心肿（乃风也）。椒、盐末等分，醋和敷之，良。《肘后方》

损疮中风。以面作馄饨，包秦椒，于灰中烧之令热，断使开口，封于疮上，冷即易之。（孟诜《食疗》）

久患口疮。大椒去闭口者，水洗面拌，煮作粥，空腹吞之，以饭压下。重者可再服，以瘥为度。《食疗本草》

牙齿风痛。秦椒煎醋含漱。（孟诜《食疗》）

百虫入耳。椒末一钱，醋半盏浸良久，少少滴入，自出。《续十全方》

荜茇

释名 荜拨。〔时珍曰〕荜拨当作荜茇，出《南方草木状》，番语也。陈藏器《本草》作毕勃，《扶南传》作逼拨，《大明会典》作毕茇。又段成式《酉阳杂俎》云：摩伽陀国呼为荜拨梨，拂林国呼为阿梨诃陀。

集解 〔恭曰〕荜拨生波斯国。丛生，茎叶似蒟酱，其子紧细，味辛烈于蒟酱。胡人将来，入食味用也。
〔颂曰〕今岭南特有之，多生竹林内。正月发苗成丛，高三四尺，其茎如箸。叶青圆如蕺菜，阔二三寸如桑，面光而厚。三月开花白色在表。七月结子如小指大，长二寸已来，青黑色，类椹子而长。九月收采，杀曝干。南人爱其辛香，或取叶生茹之。复有舶上来者，更辛香。

【气味】辛，大温，无毒。

【主治】温中下气，补腰脚，杀腥气，消食，除胃冷，阴疝痃癖。（藏器）

霍乱冷气，心痛血气。《大明》

水泻虚痢，呕逆醋心，产后泄痢，与阿魏和合良。得诃子、人参、桂心、干

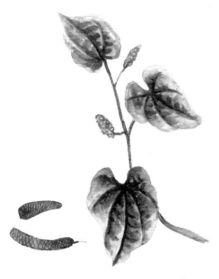

毕茇

姜，治脏腑虚冷肠鸣泄痢，神效。（李珣）

治头痛鼻渊牙痛。（时珍）

【发明】〔颂曰〕按《唐太宗实录》云：贞观中，上以气痢久未痊，服名医药不应，因诏访求其方。有卫士进黄牛乳煎荜茇方，御用有效。刘禹锡亦记其事云，后累试于虚冷者必效。

附方

暴泄身冷。自汗，甚则欲呕，小便清，脉微弱，宜已寒丸治之。荜茇、肉桂各二钱半，高良姜、干姜各三钱半，为末，糊丸梧子大。每服三十丸，姜汤送下。（《和剂局方》）

冷痰恶心。荜茇一两，为末，食前用米汤服半钱。（《圣惠方》）

胃冷口酸（流清水，心下连脐痛）。用荜茇半两，厚朴姜汁（浸炙）一两，为末，入热鲫鱼肉，研和丸绿豆大。每米饮下二十丸，立效。（余居士《选奇方》）

瘴气成块（在腹不散）。用荜茇一两，大黄一两，并生为末，入麝香少许，炼蜜丸梧子大，每冷酒服三十丸。（《永类钤方》）

鼻流清涕。荜茇末吹之，有效。（《卫生易简方》）

风虫牙痛。荜茇末揩之，煎苍耳汤漱去涎。《本草权度》：用荜茇末、木鳖子肉，研膏化开，嗃鼻。《圣济总录》：用荜茇、胡椒等分，为末，化蜡丸麻子大，每以一丸塞孔中。

止血药

本草纲目

在中医药理论中，凡以制止体内外出血为主要作用，用于治疗各种出血病证的药物，称为止血药。止血药均入血分，因肝藏血、心主血、脾统血，故本类药物以归肝、心、脾经为主，尤其以归肝、心二经者为多。均具有止血作用。中医科学研究表明，止血药主要具有促进血液凝固、收缩局部血管、缩短凝血时间、促进血小板聚集、降低血管脆性、改善血管壁功能、抑制毛细血管通透性以及抗病原微生物、抗炎、镇痛的作用。

地榆

《本经》中品

■ 释名 玉豉、酸赭。〔时珍曰〕按《外丹方》言：地榆一名酸赭，其味酸、其色赭故也。
■ 集解 〔弘景曰〕其根亦入酿酒。道方烧作灰，能烂石，故煮石方用之。其叶山人乏茗时，采作饮亦好，又可煠茹。

根

【气味】苦，微寒，无毒。

【主治】妇人乳产，痉痛七伤，带下五漏，止痛止汗，除恶肉，疗金疮。（《本经》）

止脓血，诸瘘恶疮热疮，补绝伤，产后内塞，可作金疮膏，消酒，除渴，明目。（《别录》）

【发明】〔宗奭曰〕其性沉寒，入下焦。若热血痢则可用。若虚寒人及水泻白痢，即未可轻使。

〔时珍曰〕地榆除下焦热，治大小便血证。止血取上截切片炒用。其梢则能行血，不可不知。

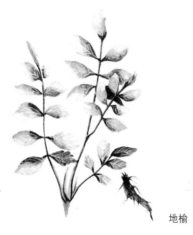

地榆

叶

【主治】作饮代茶，甚解热。（苏恭）

附方

男女吐血。地榆三两，米醋一升，煮十余沸，去滓，食前稍热服一合。（《圣惠方》）

妇人漏下。赤白不止，令人黄瘦。方同上。

血痢不止。地榆晒研，每服二钱，掺在羊血上，炙熟食之，以捻头煎汤送下。一方：以地榆煮汁作饮，每服三合。（《圣济》）

赤白下痢（骨立者）。地榆一斤，水三升，煮一升半，去滓，再煎如稠饧，绞滤，空腹服三合，日再服。（崔元亮《海上方》）

久病肠风（痛痒不止）。地榆五钱，苍术一两，水二钟，煎一钟，空心服，日一服。（《活法机要》）

下血不止（二十年者）。取地榆、鼠尾草各二两。水二升，煮一升，顿服。若不断，以水渍屋尘饮一小杯投之。（《肘后方》）

小儿湿疮。地榆煮浓汁，日洗二次。（《千金方》）

小儿面疮（焮赤肿痛）。地榆八两，水一斗，煎五升，温洗之。（《卫生总微方》）

柏

《本经》上品

释名 椈、侧柏。〔李时珍曰〕按魏子才《六书精蕴》云：万木皆向阳，而柏独西指，盖阴木而有贞德者，故字从白。白者，西方也。陆佃《埤雅》云：柏之指西，犹针之指南也。柏有数种，入药惟取叶扁而侧生者，故曰侧柏。

集解 〔时珍曰〕《史记》言：松柏为百木之长。其树耸直，其皮薄，其肌腻，其花细琐，其实成梂，状如小铃，霜后四裂，中有数子，大如麦粒，芬香可爱。

柏实

【气味】甘，平，无毒。

【主治】惊悸益气，除风湿，安五脏。久服，令人润泽美色，耳目聪明，不饥不老，轻身延年。(《本经》)

疗恍惚，虚损吸吸，历节腰中重痛，益血止汗。(《别录》)

养心气，润肾燥，安魂定魄，益智宁神。烧沥，泽头发，治疥癣。(时珍)

【发明】〔时珍曰〕柏子仁性平而不寒不燥，味甘而补，辛而能润，其气清香，能透心肾，益脾胃，盖仙家上品药也，宜乎滋养之剂用之。

附方

老人虚秘。柏子仁、松子仁、大麻仁等分，同研，溶蜜蜡丸梧子大。以少黄丹汤，食前调服二三十丸，日二服。(寇宗奭)

柏叶

【气味】苦，微温，无毒。

【主治】吐血衄血，痢血崩中赤白，轻身益气，令人耐寒暑，去湿痹，止饥。(《别录》)

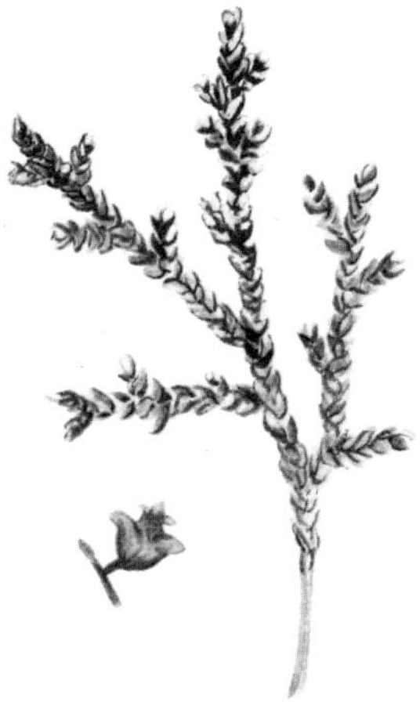

柏

治冷风历节疼痛，止尿血。(甄权)

【发明】〔时珍曰〕柏性后凋而耐久，禀坚凝之质，乃多寿之木，所以可入服食。道家以之点汤常饮，元旦以之浸酒辟邪，皆有取于此。

枝节

【主治】煮汁酿酒，去风痹、历节风。烧取涫油，疗㾦疥及虫癞良。(苏恭)

附方

中风不省。柏叶一握（去枝），葱白一握（连根研如泥），无灰酒一升，煎一二十沸，温服。如不饮酒，分作四五服，方进他药。（杨氏《家藏方》）

忧患呕血（烦满少气，胸中疼痛）。柏叶为散，米饮调服二方寸匕。（《圣惠方》）

月水不断。侧柏叶（炙）、芍药等分。每用三钱，水、酒各半，煎服。（《圣济总录》）

汤火烧灼。柏叶生捣涂之，系定二三日，止痛灭瘢。（《本草图经》）

鼠瘘核痛（未成脓）。以柏叶捣涂，熬盐熨之，令气下即消。（姚僧垣《集验方》）

头发黄赤。生柏叶末一升，猪膏一斤，和丸弹子大，每以布裹一丸，纳泔汁中化开，沐之。一月，色黑而润矣。（《圣惠方》）

 脂

【主治】身面疣目，同松脂研匀涂之，数夕自失。（《圣惠》）

附方

霍乱转筋。以暖物裹脚，后以柏木片煮汤淋之。（《经验方》）

恶疮有虫（久不愈者）。以柏枝节烧沥取油敷之。三五次，无不愈。亦治牛马疥。（陈承《本草别说》）

 根 白 皮

【气味】苦，平，无毒。

【主治】火灼烂疮，长毛发。（《别录》）

附方

热油灼伤。柏白皮，以腊猪脂煎油，涂疮上。（《肘后方》）

白茅

《本经》中品

释名 根名茹根、兰根、地筋。〔时珍曰〕茅叶如矛，故谓之茅。其根牵连，故谓之茹。

集解 〔时珍曰〕白茅短小，三四月开白花成穗，结细实。其根甚长，白软如筋而有节，味甘，俗呼丝茅。

 茅 根

【气味】甘，寒，无毒。

【主治】劳伤虚羸，补中益气，除瘀血血闭寒热，利小便。（《本经》）

下五淋，除客热在肠胃，止渴坚筋，妇人崩中。久服利人。（《别录》）

止吐衄诸血，伤寒哕逆，肺热喘急，水肿黄疸，解酒毒。（时珍）

【发明】〔时珍曰〕白茅根甘，能除伏热，利小便，故能止诸血哕逆喘急消渴，治黄疸水肿，乃良物也。

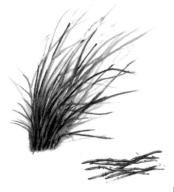

白茅

反胃上气（食入即吐）。茅根、芦根二两，水四升，煮二升，顿服得下，良。（《圣济总录》）

肺热气喘。生茅根一握，咬咀，水二盏，煎一盏，食后温服。甚者三服止，名如神汤。（《圣惠方》）

虚后水肿（因饮水多，小便不利）。用白茅根一大把，小豆三升，水三升，煮干，去茅食豆，水随小便下也。（《肘后方》）

五种黄病（黄疸、谷疸、酒疸、女疸、劳疸也）。用生茅根一把，细切，以猪肉一斤，合作羹食。（《肘后》）

苎麻

《别录》下品

释名 〔时珍曰〕苎麻作纻，可以绩纻，故谓之纻。凡麻丝之细者为绤，粗者为纻。陶弘景云：苎即今绩苎麻是也。麻字从广，从林（音派），象屋下林麻之形。

集解 〔时珍曰〕苎，家苎也。又有山苎，野苎也。有紫苎，叶面紫；白苎，叶面青，其背皆白。可刮洗煮食救荒，味甘美。

【气味】甘，寒，无毒。

【主治】安胎，贴热丹毒。（《别录》）

治心膈热，漏胎下血，产前后心烦，天行热疾，大渴大狂，服金石药人心热，罯毒箭蛇虫咬。（《大明》）

沤苎汁，止消渴。（《别录》）

【发明】〔震亨曰〕苎根大能补阴而行滞血，方药或恶其贱，似未曾用也。

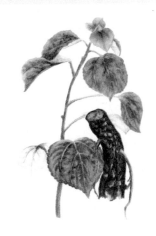

苎麻

〔藏器曰〕苎性破血，将苎麻与产妇枕之，止血运。产后腹痛，以苎安腹上即止也。又蚕咬人毒入肉，取苎汁饮之。

附方

痰哮咳嗽。苎根煅存性，为末，生豆腐蘸三五钱，食即效。未全可以肥猪肉二三斤蘸食，甚妙。（《医学正传》）

小便不通。《圣惠方》：用麻根、蛤粉各半两，为末。每服二钱，空心新汲水下。《摘玄方》：用苎根洗研，摊绢上，贴少腹连阴际，须臾即通。

小便血淋。苎根煎汤频服，大妙。亦治诸淋。（《圣惠方》）

妊娠胎动。忽下黄汁如胶，或如小豆汁，腹痛不可忍者，苎根去黑皮切二升，银一斤，水九升，煎四升。每服以水一升，入酒半升，煎一升，分作二服。一方不用银。（《梅师方》）

今人以苎近蚕种，则蚕不生是矣。

叶

【气味】同根。

【主治】金疮伤折血出，瘀血。（时珍）

【发明】〔时珍曰〕苎麻叶甚散血，五月五日收取，和石灰捣作团，晒干收贮。遇有金疮折损者，研末敷之，即时血止，且易痂也。

附方

骤然水泻（日夜不止，欲死，不拘男妇）。用五月五日采麻叶，阴干为末。每服二钱，冷水调下。勿吃热物，令人闷倒。只吃冷物。小儿半钱。（杨子建《护命方》）

羊蹄

《本经》下品

释名 蓄、秃菜、败毒菜、牛舌菜、鬼目。〔时珍曰〕羊蹄以根名，牛舌以叶形，名秃菜以治秃疮名也。

集解 〔时珍曰〕近水及湿地极多。叶长尺余，似牛舌之形，不似菠薐。入夏起薹，开花结子，花叶一色。夏至即枯，秋深即生，凌冬不死。根长近尺，赤黄色，如大黄、胡萝卜形。

根

【气味】苦，寒，无毒。

【主治】头秃疥瘙，除热，女子阴蚀。（《本经》）

治癣，杀一切虫。醋磨，贴肿毒。

（《大明》）

【发明】〔震亨曰〕羊蹄根属水，走血分。

〔颂曰〕新采者，磨醋涂癣速效。亦煎作丸服。采根不限多少，捣绞汁一大升，白蜜半升，同熬如稠饧，更用防风末六两，搜和令可丸，丸如梧子大。用栝楼、甘草煎酒下三二十丸，日二三服。

大便卒结。羊蹄根一两，水一大盏，煎六分，温服。(《圣惠方》)

头风白屑。羊蹄草根曝干杵末，同羊胆汁涂之，永除。(《圣惠方》)

癣久不瘥。《简要济众方》：用羊蹄根杵绞汁，入轻粉少许，和如膏，涂之。三五次即愈。《千金方》：治细癣。用羊蹄根五升，桑柴灰汁煮三五沸，取汁洗之。仍以羊蹄汁和矾末涂之。

【气味】甘，滑，寒，无毒。

【主治】小儿疳虫，杀胡夷鱼、鲑鱼、檀胡鱼毒，作菜。多食，滑大腑。(《大明》)

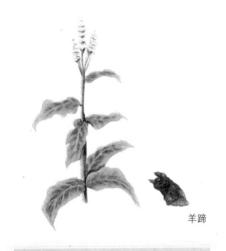

羊蹄

悬雍舌肿（咽生息肉）。羊蹄草煮汁，热含，冷即吐之。(《圣惠》)

【气味】苦，涩，平，无毒。

【主治】赤白杂痢。(恭)

妇人血气。(时珍)

三七

《纲目》

释名 山漆、金不换。〔时珍曰〕彼人言其味左三右四，故名三七，盖恐不然。或云本名山漆，谓其能合金疮，如漆粘物也，此说近之。金不换，贵重之称也。

集解 〔时珍曰〕生广西南丹诸州番峒深山中，采根暴干，黄黑色。团结者，状略似白及；长者如老干地黄，有节。

【气味】甘、微苦，温，无毒。

【主治】止血散血定痛，金刃箭伤跌扑杖疮血出不止者，嚼烂涂，或为末掺之，其血即止。亦主吐血衄血，下血血痢，崩中经水不止，产后恶血不下，血运血痛，赤目痈肿，虎咬蛇伤诸病。(时珍)

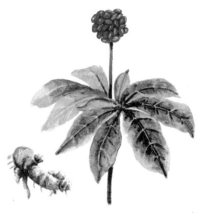

三七

【发明】〔时珍曰〕此药近时始出，南人军中用为金疮要药，云有奇功。又云：凡杖扑伤损，瘀血淋漓者，随即嚼烂，罨之即止，青肿者即消散。若受杖时，先服一二钱，则血不冲心，杖后尤宜服之，产后服亦良。大抵此药气温、味甘微苦，乃阳明、厥阴血分之药，故能治一切血病，与麒麟竭、紫矿相同。

 叶

【主治】折伤跌扑出血，敷之即止，青肿经夜即散，余功同根。（时珍）

附方

吐血衄血。山漆一钱，自嚼米汤送下。或以五分，加入八核汤。（《濒湖集简方》）

大肠下血。三七研末，同淡白酒调一二钱服，三服可愈。加五分入四物汤，亦可。（同上）

产后血多。山漆研末，米汤服一钱。（同上）

男妇赤眼。十分重者，以山漆根磨汁涂四围甚妙。（同上）

无名痈肿（疼痛不止）。山漆磨米醋调涂即散。已破者，研末干涂。

白及

《本经》下品

释名 连及草、甘根、白给。〔时珍曰〕其根白色，连及而生，故曰白及。

集解 〔弘景曰〕近道处处有之。叶似杜若，根形似菱米，节间有毛。方用亦稀，可以作糊。〔保升曰〕今出申州。叶似初生棕苗叶及藜芦。三四月抽出一苔，开紫花。七月实熟，黄黑色。冬凋。根似菱，有三角，白色，角头生芽。八月采根用。

 根

【气味】苦，平，无毒。

【主治】痈肿恶疮败疽，伤阴死肌，胃中邪气，贼风鬼击，痱缓不收。（《本经》）

除白癣疥虫。结热不消，阴下痿，面上皯疱，令人肌滑。（甄权）

止惊邪血邪血痢，痫疾风痹，赤眼症结，温热疟疾，发背瘰疬，肠风痔瘘，扑

损，刀箭疮，汤火疮，生肌止痛。(《大明》)

止肺血。(李杲)

【发明】〔颂曰〕今医家治金疮不瘥及痈疽方多用之。

〔震亨曰〕凡吐血不止，宜加白及。

〔时珍曰〕白及性涩而收，得秋金

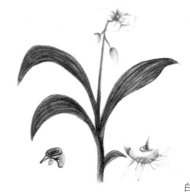

白及

之令，故能入肺止血，生肌治疮也。按洪迈《夷坚志》云：台州狱吏悯一大囚。囚感之，因言：吾七次犯死罪，遭讯拷，肺皆损伤，至于呕血。人传一方，只用白及为末，米饮日服，其效如神。后其囚凌迟，刽者剖其胸，见肺间窍穴数十处，皆白及填补，色犹不变也。洪贯之闻其说，赴任洋州，一卒忽苦咯血甚危，用此救之，一日即止也。

附方

鼻衄不止。津调白及末，涂山根上，仍以水服一钱，立止。(《经验方》)

心气疼痛。白及、石榴皮各二钱，为末，炼蜜丸黄豆大。每服三丸，艾醋汤下。(《生生编》)

重舌鹅口。白及末，乳汁调涂足心。(《圣惠方》)

妇人阴脱。白及、川乌头等分，为末，绢裹一钱纳阴中，入三寸，腹内热即止，日用一次。(《广济方》)

疔疮肿毒。白及末半钱，以水澄之，去水，摊于厚纸上贴之。(《袖珍方》)

紫荆

宋《开宝》

释名 紫珠。皮名肉红、内消。〔时珍曰〕其木似黄荆而色紫，故名。其皮色红而消肿，故疡科呼为肉红，又曰内消，与何首乌同名。

集解 〔颂曰〕紫荆处处有之，人多种于庭院间。木似黄荆，叶小无桠，花深紫可爱。〔藏器曰〕即田氏之荆也。至秋子熟，正紫，圆如小珠，名紫珠。江东林泽间尤多。〔时珍曰〕高树柔条，其花甚繁，岁二三次。其皮入药，以川中厚而紫色味苦如胆者为胜。

【气味】苦，平，无毒。

【主治】破宿血，下五淋，浓煮汁服。(《开宝》)

通小肠。(《大明》)

解诸毒物，痈疽喉痹，飞尸蛊毒，

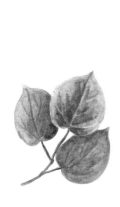
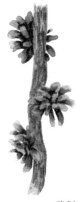

紫荆

肿下瘵，蛇、虺、虫、蚕、狂犬毒，并煮汁服。亦以汁洗疮肿，除血长肤。（藏器）

活血行气，消肿解毒，治妇人血气疼痛，经水凝涩。（时珍）

【发明】〔时珍曰〕紫荆气寒味苦，色紫性降，入手、足厥阴血分。寒胜热，苦走骨，紫入营，故能活血消肿，利小便而解毒。

附方

妇人血气。紫荆皮为末，醋糊丸樱桃大。每酒化服一丸。（熊氏《补遗》）

伤眼青肿。紫荆皮（小便浸七日，晒研），用生地黄汁、姜汁调敷。不肿用葱汁。（《永类方》）

猘犬咬伤。紫荆皮末，砂糖调涂，留口退肿，口中仍嚼咽杏仁去毒。（《仙传外科》）

发背初生（一切痈疽皆治）。单用紫荆皮为末，酒调箍住，自然撮小不开。内服柞木饮子。乃救贫良剂也。（《仙传外科》）

痈疽未成。用白芷、紫荆皮等分，为末，酒调服。外用紫荆皮、木蜡、赤芍药等分为末，酒调作箍药。（《仙传外科》）

痔疮肿痛。紫荆皮五钱，新水食前煎服。（《直指方》）

产后诸淋。紫荆皮五钱，半酒半水煎，温服。（熊氏《补遗》）

莲藕

《本经》上品

释名 其根藕，其实莲，其茎叶荷。〔时珍曰〕按：茎乃负叶者也，有负荷之义，当从陆说。蔤乃嫩蒻，如竹之行鞭者。节生二茎，一为叶，一为花，尽处乃生藕，为花、叶、根、实之本。显仁藏用，功成不居，可谓退藏于密矣，故谓之蔤。花叶常偶生，不偶不生，故根曰藕。或云藕善耕泥，故字从耦，耦者耕也。茄（音加），加于蔤上也。莲者连也，花实相连而出也。

集解 〔时珍曰〕莲藕，荆、扬、豫、益诸处湖泽陂池皆有之。以莲子种者生迟，藕芽种者最易发。其芽穿泥成白蒻，即蔤也。长者至丈余，五六月嫩时，没水取之，可作蔬茹，俗呼藕丝菜。节生二茎：一为藕荷，其叶贴水，其下旁行生藕也；一为芰荷，其叶出水，其旁茎生花也。其叶清明后生。六七月开花，花有红、白、粉红三色。花心有黄须，蕊长寸余，须内即莲也。花褪莲房成菂，菂在房如蜂子在窠之状。六七月采嫩者，生食脆美。至秋房枯子黑，其坚如石，谓之石莲子。八九月收之，斫去黑壳，货之四方，谓之莲肉。冬月至春掘藕食之，藕白有孔有丝，大者如肱臂，长六七尺，凡五六节。大抵野生及红花者，莲多藕劣；种植及白花者，莲少藕佳也。其花白者香，红者艳，千叶者不结实。

莲实

【释名】藕实、石莲子、泽芝。

【气味】甘，平，涩，无毒。

【主治】补中养神，益气力，除百疾。久服，轻身耐老，不饥延年。（《本经》）

止渴去热，安心止痢，治腰痛及泄精。多食令人欢喜。（《大明》）

交心肾，厚肠胃，固精气，强筋骨，补虚损，利耳目，除寒湿，止脾泄久痢，赤白浊，女人带下崩中诸血病。（时珍）

安靖上下君相火邪。（嘉谟）

【发明】〔时珍曰〕莲产于淤泥，而不为泥染；居于水中，而不为水没。根茎花实，凡品难同；清净济用，群美兼得。自蔤蕠而节节生茎，生叶，生花，生藕；由菡萏而生蕊，生莲，生薂，生薏。其莲薂则始而黄，黄而青，青而绿，绿而黑，中含白肉，内隐青心。石莲坚刚，可历永久，薏藏生意，藕复萌芽，展转生生，造化不息，故释氏用为引譬，妙理具存；医家取为服食，百病可却。盖莲之味甘气温而性啬，禀清芳之气，得稼穑之味，乃脾之果也。脾者黄宫，所以交媾水、火，会合木、金者也。土为元气之母，母气既和，津液相成，神乃自生，久视耐老，此其权舆也。昔人

治心肾不交，劳伤白浊，有清心莲子饮；补心肾，益精血，有瑞莲丸，皆得此理。

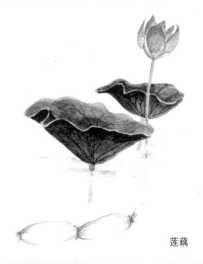

莲藕

附方

补中强志（益耳目聪明）。用莲实半两去皮心，研末，水煮熟，以粳米三合作粥，入末搅匀食。（《圣惠方》）

补虚益损。水芝丹：用莲实半升，酒浸二宿，以牙猪肚一个洗净，入莲在内，缝定煮熟，取出晒干为末，酒煮米糊丸梧子大。每服五十丸，食前温酒送下。（《医学发明》）

哕逆不止。石莲肉六枚，炒赤黄色，研末。冷熟水半盏和服，便止。（苏颂《图经》）

产后咳逆（呕吐，心忡目运）。用石莲子两半，白茯苓一两，丁香五钱，为末。每米饮服二钱。（《良方补遗》）

【气味】甘，平，无毒。

【主治】热渴，散留血，生肌。久服令人心欢。（《别录》）

止怒止泄，消食解酒毒，及病后干渴。（藏器）

捣汁服，止闷除烦开胃，治霍乱，破产后血闷，捣膏，罨金疮并伤折，止暴痛。蒸煮食之，大能开胃。（《大明》）

生食，治霍乱后虚渴。蒸食，甚补五脏，实下焦。同蜜食，令人腹脏肥，不生诸虫，亦可休粮。（孟诜）

汁：解射罔毒、蟹毒。（徐之才）

【发明】〔时珍曰〕白花藕大而孔扁者，生食味甘，煮食不美；红花及野藕，生食味涩，煮蒸则佳。夫藕生于卑污，而洁白自若。质柔而穿坚，居下而有节。孔窍玲珑，丝纶内隐。生于嫩蒻，而发为茎、叶、花、实，又复生芽，以续生生之脉。四时可食，令人心欢，可谓灵根矣。故其所主者，皆心脾血分之疾，与莲之功稍不同云。

附方

时气烦渴。生藕汁一盏，生蜜一合，和匀，细服。（《圣惠》）

伤寒口干。生藕汁、生地黄汁、童子小便各半盏，煎温，服之。（庞安时《伤寒论》）

上焦痰热。藕汁、梨汁各半盏，和服。（《简便》）

活血化瘀药

在中医药理论中，凡以促进血行，通利血脉，消散瘀血为主要功效，用于治疗瘀血病证的药物，称为活血化瘀药，或活血祛瘀药，简称为活血药，或化瘀药。

活血化瘀药性味多为苦、辛、温，部分动物类药味咸，主入心、肝两经。味辛则能散，能行，味苦则通泄，且均入血分，故能行血活血，使血脉通畅，瘀滞消散。活血化瘀药通过活血化瘀作用而产生多种不同的功效，包括活血消肿、活血止痛、活血消痈、活血疗伤、破血消癥等。中医科学研究表明，活血化瘀药主要具有改善血液循环，抗血栓形成，改善微循环，加强子宫收缩，镇痛、抗炎、抗菌、调节机体免疫功能的作用。

延胡索

宋《开宝》

释名 玄胡索。〔好古曰〕本名玄胡索，避宋真宗讳，改玄为延也。

集解 〔藏器曰〕延胡索生于奚，从安东来，根如半夏，色黄。
〔时珍曰〕奚乃东北夷也。今二茅山西上龙洞种之。每年寒露后栽，立春后生苗，叶如竹叶样，三月长三寸高，根丛生如芋卵样，立夏掘起。

根

【气味】辛，温，无毒。

【主治】破血，妇人月经不调，腹中结块，崩中淋露，产后诸血病，血运，暴血冲上，因损下血。煮酒或酒磨服。（《开宝》）

除风治气，暖腰膝，止暴腰痛，破症癖，扑损瘀血，落胎。（《大明》）

治心气小腹痛，有神。（好古）

散气，治肾气，通经络。（李珣）

活血利气，止痛，通小便。（时珍）

【发明】〔珣曰〕主肾气，及破产后恶露或儿枕。与三棱、鳖甲、大黄为散甚良，虫蛀成末者尤良。

附方

老小咳嗽。玄胡索一两，枯矾二钱半，为末。每服二钱，软饧一块和，含之。（《仁存堂方》）

鼻出衄血。玄胡索末，绵裹塞耳内，左衄塞右，右衄塞左。（《普济方》）

小便不通。捻头散：治小儿小便不通。用玄胡索、川苦楝子等分，为末。每服半钱或一钱，白汤滴油数点调下。（钱仲阳《小儿直诀》）

膜外气疼（及气块）。玄胡索不限多少，为末，猪胰一具，切作块子，炙熟蘸末，频食之。（《胜金方》）

热厥心痛（或发或止，久不愈，身热足寒者）。用玄胡索（去皮）、金铃子肉等分，为末，每温酒或白汤下二钱。（《圣惠方》）

疝气危急。玄胡索（盐炒）、全蝎（去毒生用）等分，为末。每服半钱，空心盐酒下。（《直指方》）

偏正头痛（不可忍者）。玄胡索七枚，青黛二钱，牙皂二个（去皮子），为末，水和丸如杏仁大。每以水化一丸，灌入病人鼻内，随左右，口咬铜钱一个，当有涎出成盆而愈。（《永类方》）

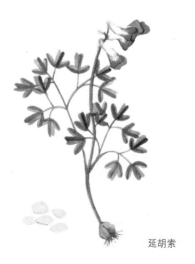

延胡索

〔时珍曰〕玄胡索味苦微辛，气温，入手足太阴厥阴四经，能行血中气滞，气中血滞，故专治一身上下诸痛，用之中的，妙不可言。荆穆王妃胡氏，因食荞麦面着怒，遂病胃脘当心痛，不可忍。医用吐下行气化滞诸药，皆入口即吐，不能奏功。大便三日不通。因思雷公《炮炙论》云：心痛欲死，速觅延胡。乃以玄胡索末三钱，温酒调下，即纳入，少顷大便行而痛遂止。又华老年五十余，病下痢腹痛垂死，已备棺木。予用此药三钱，米饮服之，痛即减十之五，调理而安。按方勺《泊宅编》云：一人病遍体作痛，殆不可忍。都下医或云中风，或云中湿，或云脚气，药悉不效。周离亨言：是气血凝滞所致。用玄胡索、当归、桂心等分，为末，温酒服三四钱，随量频进，以止为度，遂痛止。盖玄胡索能活血化气，第一品药也。其后赵待制霆因导引失节，肢体拘挛，亦用此数服而愈。

姜黄

《唐本草》

释名 蒁（音述）、宝鼎香。

集解 〔恭曰〕姜黄根叶都似郁金。其花春生于根，与苗并出，入夏花烂无子。根有黄、青、白三色。其作之方法，与郁金同。西戎人谓之蒁。其味辛少苦多，亦与郁金同，惟花生异耳。

【气味】辛、苦，大寒，无毒。

【主治】心腹结积疰忤，下气破血，除风热，消痈肿，功力烈于郁金。（《唐本》）

治症瘕血块，通月经，治扑损瘀血，止暴风痛冷气，下食。（《大明》）

【发明】〔时珍曰〕姜黄、郁金、蒁药三物，形状功用皆相近。但郁金入心治血；而姜黄兼入脾，兼治气；蒁药则

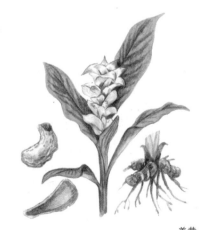

姜黄

入肝，兼治气中之血，为不同尔。古方五痹汤用片子姜黄，治风寒湿气手臂痛。戴原礼《要诀》云：片子姜黄能入手臂治痛。其兼理血中之气可知。

心痛难忍。姜黄一两，桂三两，为末。醋汤服一钱。（《经验方》）

疮癣初生。姜黄末掺之，妙。（《千金翼》）

郁金

《唐本草》

释名 马蒁。〔时珍曰〕此根形状皆似莪术，而医马病，故名马蒁。

集解 〔恭曰〕郁金生蜀地及西戎。苗似姜黄，花白质红，末秋出茎心而无实。其根黄赤，取四畔子根去皮火干，马药用之，破血而补，胡人谓之马蒁。

根

【气味】辛、苦，寒，无毒。

【主治】血积下气，生肌止血，破恶血，血淋尿血，金疮。（《唐本》）

单用，治女人宿血气心痛，冷气结聚，温醋摩服之。亦治马胀。（甄权）

凉心。（元素）

治阳毒入胃，下血频痛。（李杲）

治血气心腹痛，产后败血冲心欲死，

自汗不止。郁金末，卧时调涂于乳上。（《集简方》）

尿血不定。郁金末一两，葱白一握，水一盏，煎至三合，温服，日三服。（《经验方》）

痔疮肿痛。郁金末，水调涂之，即消。（《医方摘要》）

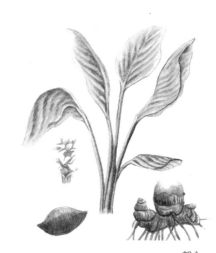

郁金

失心癫狂蛊毒。（时珍）

【发明】〔震亨曰〕郁金属火、属土与水，其性轻扬上行，治吐血衄血，唾血血腥，及经脉逆行，并宜郁金末加韭汁、姜汁、童尿同服，其血自清。痰中带血者，加竹沥。又鼻血上行者，郁金、韭汁加四物汤服之。

〔时珍曰〕郁金入心及包络，治血病。《经验方》治失心癫狂，用真郁金七两，明矾三两，为末，薄糊丸梧子大。每服五十丸，白汤下。

寒号虫

宋《开宝》

释名 鹖鸰、独春，屎名五灵脂。〔时珍曰〕杨氏《丹铅录》，谓寒号虫即鹖鸰，今从之。鹖鸰《诗》作盍旦，《礼》作曷旦，《说文》作鶡鸰，《广志》作侃旦，《唐诗》作渴旦，皆随义借名耳。其屎名五灵脂者，谓状如凝脂而受五行之灵气也。

集解 〔时珍曰〕曷旦乃候时之鸟也，五台诸山甚多。其状如小鸡，四足有肉翅。

【气味】甘，温，无毒。

【气味】甘，温，无毒。

【主治】心腹冷气，小儿五疳，辟疫，治肠风，通利气脉，女子血闭。（《开宝》）

疗伤冷积。（苏颂）

凡血崩过多者，半炒半生，酒服，能行血止血。治血气刺痛甚效。（震亨）

止妇人经水过多，赤带不绝，胎前产后血气诸痛，男女一切心腹、胁肋、少腹诸痛，疝痛，血痢肠风腹痛，身体血痹刺痛，肝疟发寒热，反胃消渴，及痰涎挟血成窠，血贯瞳子，血凝齿痛，重舌，小儿惊风，五痫癫疾，杀虫，解药毒，及蛇、蝎、蜈蚣伤。（时珍）

附方

手足冷麻。寇曰：风冷，气血闭，手足身体疼痛冷麻，五灵脂二两，没药一两，乳香半两，川乌头一两半（炮去皮），为末，滴水丸如弹子大。每用一丸，生姜温酒磨服。（《本草衍义》）

骨折肿痛。五灵脂、白及各一两，乳香，没药各三钱，为末，熟水同香油调，涂患处。（《乾坤秘韫》）

丹参

《本经》上品

释名 赤参、山参、奔马草。〔时珍曰〕五参五色配五脏。故人参入脾曰黄参，沙参入肺曰白参，玄参入肾曰黑参，牡蒙入肝曰紫参，丹参入心曰赤参。

集解 〔时珍曰〕处处山中有之。一枝五叶，叶如野苏而尖，青色皱毛。小花成穗如蛾形，中有细子。其根皮丹而肉紫。

根

【气味】苦，微寒，无毒。

【主治】心腹邪气，肠鸣幽幽如走水，寒热积聚，破症除瘕，止烦满，益气。（《本经》）

养血，去心腹痛疾结气，腰脊强脚痹，除风邪留热。久服利人。（《别录》）

渍酒饮，疗风痹足软。（弘景）

主中恶及百邪鬼魅，腹痛气作，声音鸣吼，能定精。（甄权）

养神定志，通利关脉，治冷热劳，骨节疼痛，四肢不遂，头痛赤眼，热温狂闷，破宿血，生新血，安生胎，落死胎，止血崩带下，调妇人经脉不匀，血邪心烦，恶疮疥癣，瘿赘肿毒丹毒，排脓止痛，生肌长肉。（《大明》）

活血，通心包络，治疝痛。（时珍）

【发明】〔时珍曰〕丹参色赤味苦，气平而降，阴中之阳也。入手少阴、厥阴之经，心与包络血分药也。按《妇人明理论》云：四物汤治妇人病，不问产前产后，经水多少，皆可通用。惟一味丹参散，主治与之相同。盖丹参能破宿血，补新血，安生胎，落死胎，止崩中带下，调经脉，其功大类当归、地黄、芎䓖、芍药故也。

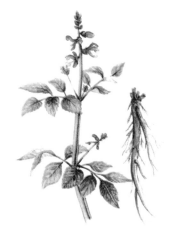

丹参

附方

丹参散。治妇人经脉不调，产前胎不安，产后恶血不下，兼治冷热劳，腰脊痛，骨节烦疼。用丹参洗净，切晒为末。每服二钱，温酒调下。（《妇人明理方》）

寒疝腹痛。以丹参一两为末。每服二钱，热酒调下。（《圣惠方》）

热油火灼。丹参八两，剉，以水微调，取羊脂二斤，煎三上三下，以涂疮上。（《肘后方》）

红蓝花

宋《开宝》

释名 红花、黄蓝。〔颂曰〕其花红色，叶颇似蓝，故有蓝名。

集解 〔时珍曰〕红花二月、八月、十二月皆可以下种，雨后布子，如种麻法。初生嫩叶、苗亦可食。其叶如小蓟叶。至五月开花，如大蓟花而红色。侵晨采花捣熟，以水淘，布袋绞去黄汁又捣，以酸粟米泔清又淘，又绞袋去汁，以青蒿覆一宿，晒干，或捏成薄饼，阴干收之。入药搓碎用。其子五月收采，淘净捣碎煎汁；入醋拌蔬食，极肥美。又可为车脂及烛。

 花

【气味】辛，温，无毒。

【主治】产后血运口噤，腹内恶血不尽绞痛，胎死腹中，并酒煮服。亦主蛊毒。（《开宝》）

多用破留血，少用养血。（震亨）

活血润燥，止痛散肿，通经。（时珍）

附方

一切肿疾。红花熟捣取汁服，不过三服便瘥。（《外台秘要》）

喉痹壅塞（不通者）。红蓝花（捣），绞取汁一小升服之，以瘥为度。如冬月无生花，以干者浸湿绞汁煎服，极验。（《广利方》）

热病胎死。红花酒煮汁，饮二三盏。（熊氏《补遗》）

聤耳出水。红蓝花三钱半，枯矾五钱，为末，以绵杖缴净吹之。无花则用枝叶。（《圣惠方》）

噎膈拒食。端午采头次红花（无灰酒拌，焙干）、血竭（瓜子样者）等分为末，无灰酒一盏，隔汤顿热，徐咽。初服二分，次日四分，三日五分。（杨起《简便方》）

【发明】〔时珍曰〕血生于心包，藏于肝，属于冲任。红花汁与之同类，故能行男子血脉，通女子经水。多则行血，少则养血。

 子

【主治】天行疮痘，水吞数颗。（《开宝》）

功与花同。（苏颂）

 苗

【主治】生捣，涂游肿。（《开宝》）

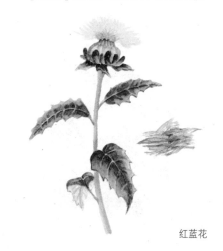

红蓝花

血气刺痛。红蓝子一升，捣碎，以无灰酒一大升拌子，暴干，重捣筛，蜜丸梧子大，空心酒下四十丸。(《张仲景方》)

疮疹不出。红花子、紫草茸各半两，蝉蜕二钱半，水酒钟半，煎减半，量大小加减服。(庞安常《伤寒论》)

茺蔚

《本经》上品

┃ 释名 ┃ 益母、贞蔚。〔时珍曰〕此草及子皆充盛密蔚，故名茺蔚。

┃ 集解 ┃ 〔时珍曰〕茺蔚近水湿处甚繁。春初生苗如嫩蒿，入夏长三四尺，茎方如黄麻茎。其叶如艾叶而背青，一梗三叶，叶有尖歧。

子

【气味】 辛、甘，微温，无毒。

【主治】 明目益精，除水气，久服轻身。(《本经》)

疗血逆大热，头痛心烦。(《别录》)

春仁生食，补中益气，通血脉，填精髓，止渴润肺。(吴瑞)

治风解热，顺气活血，养肝益心，安魂定魄，调女人经脉，崩中带下，产后胎前诸病。久服令人有子。(时珍)

【发明】 〔时珍曰〕茺蔚子味甘微辛，气温，阴中之阳，手、足厥阴经药也。白花者入气分，紫花者入血分。治妇女经脉不调，胎产一切血气诸病，妙品也，而医方鲜知用。时珍常以之同四物、香附诸药治人，获效甚多。盖包络生血，肝藏血。此物能活血补阴，故能明目益精，调经，治女人诸病也。东垣李氏言瞳子散大者，禁用茺蔚子，为其辛温主散，能助火也。当归虽辛温，而兼苦甘，能和血，故不禁之。愚谓目得血而能视，茺蔚行血甚捷，瞳子散大，血不足也，故禁之，非助火也。血滞病目则宜之，故曰明目。

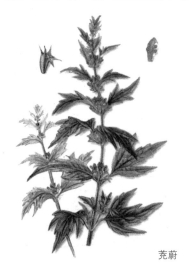

茺蔚

〔《大明》曰〕苗、叶、根同功。

【气味】〔时珍曰〕茎、叶：味辛、微苦。花：味微苦、甘。根：味甘。并无毒。

【主治】瘾疹痒，可作浴汤。(《本经》)

入面药，令人光泽，治粉刺。(藏器)

活血破血，调经解毒，治胎漏产难，胎衣不下，血运血风血痛，崩中漏下，尿血泻血，疳痢痔疾，打扑内损瘀血，大便小便不通。(时珍)

【发明】〔时珍曰〕益母草之根、茎、花、叶、实，并皆入药，可同用。若治手、足厥阴血分风热，明目益精，调女人经脉，则单用茺蔚子为良。若治肿毒疮疡，消水行血，妇人胎产诸病，则宜并用为良。盖其根茎花叶专于行，而子则行中有补故也。

附方

产后血闭(不下者)。益母草汁一小盏，入酒一合，温服。(《圣惠方》)

带下赤白。益母草花开时采，捣为末。每服二钱，食前温汤下。(《集验方》)

小便尿血。益母草捣汁，服一升立瘥。此苏澄方也。(《外台秘要》)

痔疾下血。益母草叶，捣汁饮之。(《食医心镜》)

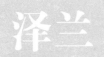

《本经》中品

释名 水香、虎兰、孩儿菊、风药。〔时珍曰〕此草亦可为香泽，不独指其生泽旁也。齐安人呼为风药，《吴普本草》一名水香，陶氏云亦名都梁，今俗通呼为孩儿菊，则其与兰草为一物二种，尤可证矣。其根可食，故曰地笋。

集解 〔敩曰〕凡使须别雌雄。大泽兰茎叶皆圆，根青黄，能生血调气；与荣合小泽兰迥别，叶上斑，根头尖，能破血，通久积。

【气味】苦，微温，无毒。

【主治】产后腹痛，频产血气衰冷，成劳瘦羸，妇人血沥腰痛。(甄权)

产前产后百病，通九窍，利关节，养血气，破宿血，消症瘕，通小肠，长肌肉，消扑损瘀血，治鼻血吐血，头风目痛，妇人劳瘦，丈夫面黄。(《大明》)

【发明】〔颂曰〕泽兰，妇人方中最为急用。古人治妇人泽兰丸甚多。

〔时珍曰〕兰草、泽兰气香而温，味辛而散，阴中之阳，足太阴、厥阴经药也。脾喜芳香，肝宜辛散。脾气舒，则三焦通利而正气和；肝郁散，则营卫流行而病邪解。兰草走气道，故能利水道，除痰癖，杀蛊辟恶，而为消渴良药；泽兰走血分，故能治水肿，涂痈毒，破瘀血，消症瘕，而为妇人要药。虽是一类而功用稍殊，正如赤、白茯苓，芍药，补泻皆不同也。雷敩言，雌者调气生血，雄者破血通积，正合二兰主治。大泽兰之为兰草，尤可凭据。血生于气，故曰调气生血也。又荀子云，泽芷以养鼻，谓泽兰、白芷之气，芳香通乎肺也。

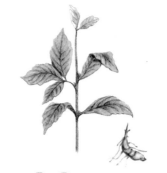

泽兰

附方

产后水肿（血虚浮肿）。泽兰、防己等分，为末。每服二钱，醋汤下。（张文仲《备急方》）

【气味】甘、辛，温，无毒。

【主治】利九窍，通血脉，排脓治血。（藏器）

止鼻洪吐血，产后心腹痛。产妇可作蔬菜食，佳。（《大明》）

【主治】妇人三十六疾。《千金方》承泽丸中用之。

牛膝

《本经》上品

释名 牛茎、百倍、山苋菜、对节菜。〔弘景曰〕其茎有节，似牛膝，故以为名。〔时珍曰〕《本经》又名百倍，隐语也。言其滋补之功，如牛之多力也。其叶似苋，其节对生，故俗有山苋、对节之称。

集解 〔《别录》曰〕牛膝生河内川谷及临朐，二月、八月、十月采根，阴干。
〔普曰〕叶如夏蓝，茎本赤。
〔弘景曰〕今出近道蔡州者，最长大柔润。其茎有节，茎紫节大者为雄，青细者为雌，以雄为胜。
〔《大明》曰〕怀州者长白，苏州者色紫。
〔时珍曰〕牛膝处处有之，谓之土牛膝，不堪服食。惟北土及川中人家栽蒔者为良。秋间收子，至春种之。其苗方茎暴节，叶皆对生，颇似苋叶而长且尖䂼。秋月开花，作穗结子，状如小鼠负虫，有涩毛，皆贴茎倒生。九月采取根，水中浸两宿，捋去皮，裹扎暴干，虽白直可贵，而捋去白汁入药，不如留皮者力大也。嫩苗可作菜茹。

【气味】苦、酸，平，无毒。

【主治】寒湿痿痹，四肢拘挛，膝痛不可屈伸，逐血气，伤热火烂，堕胎。久服轻身耐老。（《本经》）

疗伤中少气，男子阴消，老人失溺，补中续绝，益精利阴气，填骨髓，止发白，除脑中痛及腰脊痛，妇人月水不通，血结。（《别录》）

治阴痿，补肾，助十二经脉，逐恶血。（甄权）

治腰膝软怯冷弱，破症结，排脓止痛，产后心腹痛并血运，落死胎。（《大明》）

强筋，补肝脏风虚。（好古）

同苁蓉浸酒服，益肾。竹木刺入肉，嚼烂罨之。即出。（宗奭）

治久疟寒热，五淋尿血，茎中痛，下痢，喉痹口疮齿痛，痈肿恶疮伤折。（时珍）

附方

劳疟积久（不止者）。长牛膝一握，生切，以水六升，煮二升，分三服。清早一服，未发前一服，临发时一服。（《外台秘要》）

消渴不止（下元虚损）。牛膝五两（为末），生地黄汁五升浸之，日曝夜浸，汁尽为度，蜜丸梧子大，每空心温酒下三十丸。久服壮筋骨，驻颜色，黑发，津液自生。（《经验方》）

【气味】缺。

【主治】寒湿痿痹，老疟淋秘，诸疮。功同根，春夏宜用之。（时珍）

附方

气湿痹痛（腰膝痛）。用牛膝叶一斤（切），以米三合，于豉汁中煮粥。和盐酱空腹食之。（《圣惠方》）

老疟不断。牛膝茎叶一把（切），以酒三升渍服，令微有酒气。不即断，更作，不过三剂止。（《肘后方》）

溪毒寒热。东间有溪毒中人，似射工，但无物。初病恶寒发热烦懊，骨节强痛。不急治，生虫食脏杀人。用雄牛膝（茎紫色、节大者）一把，以酒、水各一杯同捣，绞汁温饮，日三服。（《肘后方》）

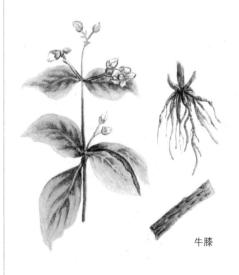

牛膝

王不留行

《别录》上品

释名 禁宫花、剪金花、金盏银台。〔时珍曰〕此物性走而不住，虽有王命不能留其行，故名。《吴普本草》作一名王不流行，盖误也。

集解 〔《别录》曰〕王不留行生太山山谷。二月、八月采。

〔弘景曰〕今处处有之。叶似酸浆，子似菘子。人言是蓼子，不尔。多入痈瘘方用。

〔时珍曰〕多生麦地中。苗高者一二尺。三四月开小花，如铎铃状，红白色。结实如灯笼草子，壳有五棱，壳内包一实，大如豆。实内细子，大如菘子，生白熟黑，正圆如细珠可爱。陶氏言叶似酸浆，苏氏言花如菘子状者，皆欠详审，以子为花叶状也。灯笼草（即酸浆也），苗、子皆入药。

苗 子

【气味】苦，平，无毒。

【主治】金疮止血，逐痛出刺，除风痹内寒，止心烦鼻衄，痈疽恶疮瘘乳，妇人难产。久服轻身耐老增寿。（《别录》）

治风毒，通血脉。（甄权）

游风风疹，妇人血经不匀，发背。（《日华》）

下乳汁。（元素）

利小便，出竹木刺。（时珍）

【发明】〔元素曰〕王不留行，下乳引导用之，取其利血脉也。

〔时珍曰〕王不留行能走血分，乃阳明冲任之药。俗有"穿山甲、王不留，妇人服了乳长流"之语，可见其性行而不住也。

附方

鼻衄不止。剪金花连茎叶阴干，浓煎汁温服，立效。（《指南方》）

粪后下血。王不留行末，水服一钱。（《圣济总录》）

金疮亡血。王不留行散：治身被刀斧伤，亡血。用王不留行十分（八月八日采之），蒴藋细叶十分（七月七日采之），桑东南根白皮十分（三月三日采之），川椒三分，甘草十分，黄芩、干姜、芍药、厚朴各二分。以前三味烧存性，后六味为散，合之。每大疮饮服方寸匕，小疮但粉之。产后亦可服。（张仲景《金匮要略》）

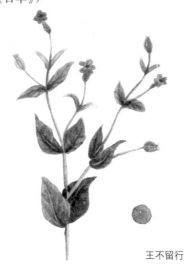

王不留行

头风白屑。王不留行、香白芷等分，为末。干掺，一夜篦去。(《圣惠方》)

痈疽诸疮。王不留行汤：治痈疽妒乳，月蚀白秃，及面上久疮，去虫止痛。用王不留行、东南桃枝、东引茱萸根皮各五两，蛇床子、牡荆子、苦竹叶、蒺藜各三升，大麻子一升。以水二斗半，煮取一斗，频频洗之。(《千金方》)

误吞铁石(骨刺不下，危急者)。

王不留行、黄檗等分，为末，汤浸蒸饼，丸弹子大，青黛为衣，线穿挂风处。用一丸，冷水化灌之。(《百一选方》)

妇人乳少(因气郁者)。涌泉散：王不留行、穿山甲(炮)、龙骨、瞿麦穗、麦门冬等分，为末。每服一钱，热酒调下，后食猪蹄羹，仍以木梳梳乳，一日三次。(《卫生宝鉴方》)

骨碎补

宋《开宝》

释名 猴姜、胡孙姜、石毛姜、石庵䕡。〔藏器曰〕骨碎补本名猴姜。开元皇帝以其主伤折，补骨碎，故命此名。

集解 〔志曰〕骨碎补生江南。根寄树石上，有毛。叶如庵䕡。
〔藏器曰〕岭南虔、吉州亦有之。叶似石韦而一根，余叶生于木。
〔《大明》曰〕是树上寄生草，根似姜而细长。
〔时珍曰〕其根扁长，略似姜形。其叶有桠缺，颇似贯众叶，谓叶如䕡者，殊谬；如石韦者，亦差。

根

【气味】苦，温，无毒。

【主治】破血止血，补伤折。(《开宝》)

主骨中毒气，风血疼痛，五劳六极，足手不收，上热下冷。(权)

恶疮，蚀烂肉，杀虫。(《大明》)

研末，猪肾夹煨，空心食，治耳鸣，及肾虚久泄，牙疼。(时珍)

【发明】〔颂曰〕骨碎补，入妇人血气药。蜀人治闪折筋骨伤损，取根捣筛，

附方

虚气攻牙(齿痛血出，或痒痛)。骨碎补二两，铜刀细剉，瓦锅慢火炒黑，为末。如常揩齿，良久吐之，咽下亦可。(《灵苑方》)

风虫牙痛。骨碎补、乳香等分，为末糊丸，塞孔中。名金针丸。(《圣济总录》)

耳鸣耳闭。骨碎补削作细条，火炮，乘热塞之。(苏氏《图经》)

肠风失血。胡孙姜(烧存性)五钱，酒或米饮服。(《仁存方》)

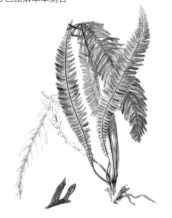

骨碎补

煮黄米粥，和裹伤处有效。

〔时珍曰〕骨碎补，足少阴药也。故能入骨，治牙，及久泄痢。昔有魏刺史子久泄，诸医不效，垂殆。予用此药末入猪肾中煨熟与食，顿住。盖肾主大小便，久泄属肾虚，不可专从脾胃也。雷公《炮炙论》用此方治耳鸣，耳亦肾之窍也。

荆三棱

宋《开宝》

释名 京三棱、草三棱、鸡爪三棱、黑三棱、石三棱。〔颂曰〕三棱，叶有三棱也。生荆楚地，故名荆三棱以著其地，《开宝本草》作京者误矣。又出草三棱条，云即鸡爪三棱，生蜀地，二月、八月采之。其实一类，随形命名尔，故并见之。

集解 〔藏器曰〕三棱总有三四种。京三棱，黄色体重，状若鲫鱼而小，又有黑三棱，状如乌梅而稍大，体轻有须，相连蔓延，作漆色，蜀人以织为器，一名䔍者是也。疗体并同。
〔颂曰〕京三棱旧不著所出地土，今荆襄、江淮、济南、河陕间皆有之，多生浅水旁及陂泽中。春生苗，叶似莎草极长，高三四尺。又似菱蒲叶而有三棱。五六月抽茎，高四五尺，大如人指，有三棱如削成。茎端开花，大体皆如莎草而大，黄紫色。苗下即魁，初生成块如附子大，或有扁者，其旁有根横贯，一根则连数魁，魁上亦出苗。其魁皆扁长，如小鲫鱼，体重者，三棱也。其根末将尽一魁，未发苗，小圆如乌梅者，黑三棱也。又根之端钩曲如爪者，鸡爪三棱也。皆皮黑肌白而至轻。
〔时珍曰〕三棱多生荒废陂池湿地。春时丛生，夏秋抽高茎，茎端复生数叶，开花六七枝，花皆细碎成穗，黄紫色，中有细子。其叶茎花实俱有三棱，并与香附苗叶花实一样，但长大尔。其茎光滑三棱，如棕之叶茎。茎中有白穰，剖之织物，柔韧如藤。

根

【修治】〔元素曰〕入用须炮熟。

〔时珍曰〕消积须用醋浸一日，炒或煮熟焙干，入药乃良。

【气味】苦，平，无毒。

【主治】老癖症瘕，积聚结块，产后恶血血结，通月水，堕胎，止痛利气。(《开宝》)

治气胀，破积气，消扑损瘀血，妇人血脉不调，心腹痛，产后腹痛血运。

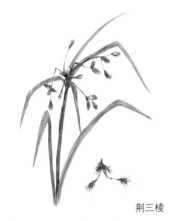

荆三棱

（《大明》）

心膈痛，饮食不消。（元素）

通肝经积血，治疮肿坚硬。（好古）

下乳汁。（时珍）

【发明】〔好古曰〕三棱色白属金，破血中之气，肝经血分药也。三棱、莪术治积块疮硬者，乃坚者削之也。

〔志曰〕俗传昔人患症癖死，遗言令开腹取之。得病块，干硬如石，文理有五色。以为异物，削成刀柄。后因以刀刈三棱，柄消成水，乃知此药可疗症癖也。

〔时珍曰〕三棱能破气散结，故能治诸病，其功可近于香附而力峻，故难久服。按戴原礼《证治要诀》云：有人病症癖腹胀，用三棱、莪术，以酒煨煎服之，下一黑物如鱼而愈也。

附方

症瘕鼓胀。三棱煎：用三棱根（切）一石，水五石，煮三石，去滓更煎，取三斗汁入锅中，重汤煎如稠糖，密器收之。每旦酒服一匕，日二服。（《千金翼方》）

痃癖气块。草三棱、荆三棱、石三棱、青橘皮、陈橘皮、木香各半两，肉豆蔻、槟榔各一两，硇砂二钱，为末。糊丸梧子大，每姜汤服三十丸。（《奇效方》）

痃癖不瘥（胁下硬如石）。京三棱一两（炮），川大黄一两，为末，醋熬成膏。每日空心生姜橘皮汤下一匙，以利下为度。（《圣惠方》）

痞气胸满（口干，肌瘦食减，或时壮热）。石三棱、京三棱、鸡爪三棱（并炮），蓬莪术三枚，槟榔一枚，青橘皮五十片（醋浸去白），陈仓米一合（醋浸淘过），巴豆五十个（去皮），同青皮、仓米炒干，去豆为末，糊丸绿豆大。每米饮下三丸，日一服。（《圣济总录》）

反胃恶心（药食不下）。京三棱（炮）一两半，丁香三分，为末。每服一钱，沸汤点服。（《圣济总录》）

浑身燎泡。如棠梨状，每个出水，有石一片，如指甲大，其泡复生，抽尽肌肤肉，即不可治。用荆三棱、蓬莪术各五两，为末。分三服，酒调连进愈。（危氏《得效方》）

鲮鲤

《别录》下品

释名 龙鲤、穿山甲、石鲮鱼。〔时珍曰〕其形肖鲤，穴陵而居，故曰鲮鲤，而俗称为穿山甲，郭璞赋谓之龙鲤。《临海记》云：尾刺如三角菱。故谓石鲮。

集解 〔颂曰〕鲮鲤即今穿山甲也。生湖广、岭南，及金、商、均、房诸州，深山大谷中皆有之。

【气味】咸，微寒，有毒。

【主治】五邪，惊啼悲伤，烧灰，酒服方寸匕。（《别录》）

小儿惊邪，妇人鬼魅悲泣，及疥癣痔漏。（《大明》）

疗蚁瘘疮癞，及诸痊疾。（弘景）

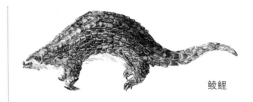

鲮鲤

烧灰敷恶疮。又治山岚瘴疟。（甄权）

除痰疟寒热，风痹强直疼痛，通经脉，下乳汁，消痈肿，排脓血，通窍杀虫。（时珍）

【发明】〔弘景曰〕此物食蚁，故治蚁瘘。

〔时珍曰〕穿山甲入厥阴、阳明经。古方鲜用，近世风疟、疮科、通经下乳，用为要药。盖此物穴山而居，寓水而食，出阴入阳，能窜经络，达于病所故也。按刘伯温《多能鄙事》云：凡油笼渗漏，剥穿山甲里面肉靥投入，自至漏处补住。

【气味】甘，涩，温，有毒。

附方

便毒便痈。穿山甲半两，猪苓二钱，并以醋炙研末，酒服二钱。外穿山甲末和麻油、轻粉涂之。或只以末涂之。（《直指》）

眉炼癣疮（生眉中者）。穿山甲前脯鳞，炙焦为末，清油和轻粉调敷。（《直指方》）

耳鸣耳聋（卒聋，及肾虚，耳内如风、水、钟、鼓声）。用穿山甲一大片（以蛤粉炒赤，去粉），蝎梢七个，麝香少许，为末，以麻油一滴化蜡，和作挺子，绵裹塞之。（《摄生方》）

火眼赤痛。穿山甲一片，为末，铺白纸上，卷作绳，烧烟熏之。（《寿域方》）

化痰止咳平喘药

凡以祛痰或消痰为主的药物，称为化痰药；以制止或减轻咳嗽和喘息为主要作用的药物，称为止咳平喘药。由于化痰药多数兼能止咳，而止咳平喘药也多兼有化痰作用，故常统称为化痰止咳平喘药。化痰药主要具有燥湿化痰、温化寒痰的作用，止咳平喘药由于药物性味不同，分别具有宣肺、降肺、泻肺、清肺、润肺、敛肺止咳平喘的作用。中医科学研究表明，化痰止咳平喘药主要具有镇咳、祛痰、抑菌、平喘、消炎、抗病毒等作用，部分药物还有镇痛、镇静、利尿、改善血液循环、抗惊厥、调节免疫功能的作用。

半夏

《本经》下品

■ 释名 守田、水玉、地文、和姑。〔时珍曰〕《礼记·月令》：五月半夏生。盖当夏之半也，故名。守田会意，水玉因形。

■ 集解 〔颂曰〕在处处有之，以齐州者为佳。二月生苗一茎，茎端三叶，浅绿色，颇似竹叶，而生江南者似芍药叶。根下相重，上大下小，皮黄肉白。五月、八月采根，以灰裹二日，汤洗暴干。《蜀图经》云：五月采则虚小，八月采乃实大。其平泽生者甚小，名羊眼半夏。由跋绝类半夏，而苗不同。

【气味】辛，平，有毒。

【主治】伤寒寒热，心下坚，胸胀咳逆，头眩，咽喉肿痛，肠鸣，下气止汗。（《本经》）

消心腹胸膈痰热满结，咳嗽上气，心下急痛坚痞，时气呕逆，消痈肿，疗痿黄，悦泽面目，堕胎。（《别录》）

治吐食反胃，霍乱转筋，肠腹冷，痰疟。（《大明》）

治寒痰，及形寒饮冷伤肺而咳，消胸中痞、膈上痰，除胸寒，和胃气，燥脾湿，治痰厥头痛，消肿散结。（元素）

除腹胀，目不得瞑，白浊梦遗带下。（时珍）

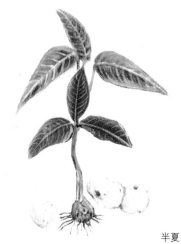

半夏

附方

呕吐反胃。大半夏汤：半夏三升，人参三两，白蜜一升，水一斗二升和，扬之一百二十遍。煮取三升半，温服一升，日再服。亦治膈间支饮。（《金匮要略》）

小儿吐泻（脾胃虚寒）。齐州半夏（泡七次）、陈粟米各一钱半，姜十片，水盏半，煎八分，温服。（钱乙《小儿》）

小儿腹胀。半夏末少许，酒和丸粟米大。每服二丸，姜汤下。不瘥，加之。或以火炮研末，姜汁调贴脐，亦佳。（《子母秘录》）

伏暑引饮（脾胃不利）。消暑丸：用半夏醋煮一斤，茯苓半斤，生甘草半斤，为末，姜汁面糊丸梧子大。每服五十丸，热汤下。（《和剂局方》）

白浊梦遗。半夏一两，洗十次，切破，以木猪苓二两，同炒黄，出火毒，去猪苓，入煅过牡蛎一两，以山药糊丸梧子大。每服三十丸，茯苓汤送下。肾气闭而一身精气无所管摄，妄行而遗者，宜用此方。盖半夏有利性，猪苓导水，使肾气通也。与下元虚惫者不同。（许学士《本事方》）

面上黑气。半夏焙研，米醋调敷。不可见风，不计遍数，从早至晚，如此三日，皂角汤洗下，面莹如玉也。（《摘玄方》）

皂荚

释名 皂角、鸡栖子、乌犀、悬刀。〔时珍曰〕荚之树皂，故名。《广志》谓之鸡栖子，曾氏方谓之乌犀，《外丹本草》谓之悬刀。

集解 〔时珍曰〕皂树高大。叶如槐叶，瘦长而尖。枝间多刺。夏开细黄花。结实有三种：一种小如猪牙；一种长而肥厚，多脂而粘；一种长而瘦薄，枯燥不粘。以多脂者为佳。

【气味】辛、咸，温，有小毒。

【主治】风痹死肌邪气，风头泪出，利九窍，杀精物。（《本经》）

疗腹胀满，消谷，除咳嗽囊结，妇人胞不落，明目益精，可为沐药，不入汤。（《别录》）

搜肝风，泻肝气。（好古）

通肺及大肠气，治咽喉痹塞，痰气喘咳，风疬疥癣。（时珍）

【发明】〔时珍曰〕皂荚属金，入手太阴、阳明之经。金胜木，燥胜风，故兼入足厥阴，治风木之病。其味辛而性燥，气浮而散。吹之导之，则通上下诸窍；服之，则治风湿痰喘肿满，杀虫；涂之，则散肿消毒，搜风治疮。

附方

胸中痰结。皂荚三十挺（去皮，切），水五升浸一夜，接取汁，慢熬至可丸，丸如梧子大。每食后，盐浆水下十丸。（《圣惠方》）

脚气肿痛。皂角、赤小豆为末，酒、醋调，贴肿处。（《永类方》）

【气味】辛，温，无毒。

【主治】炒，舂去赤皮，以水浸软，煮熟，糖渍食之，疏导五脏风热壅。（宗奭）

核中白肉，入治肺药。核中黄心，嚼食，治膈痰吞酸。（苏颂）

治风热大肠虚秘，瘰疬肿毒疮癣。（时珍）

【发明】〔时珍曰〕皂荚味辛属金，能通大肠阳明燥金，乃辛以润之之义，非得湿则滑也。

附方

小儿流涎（脾热有痰）。皂荚子仁半两，半夏（姜汤泡七次）一钱二分，为末，姜汁丸麻子大。每温水下五丸。（《圣济总录》）

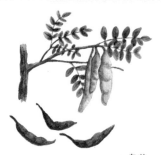

皂荚

刺

【气味】辛，温，无毒。

【主治】米醋熬嫩刺作煎，涂疮癣有奇效。（苏颂）

【发明】〔杨士瀛曰〕皂荚刺能引诸药性上行，治上焦病。

〔时珍曰〕皂荚刺治风杀虫，功与荚同，但其锐利直达病所为异耳。

附方

小便淋闭。皂角刺（烧存性）、破故纸等分，为末。无灰酒服。（《圣济总录》）

妇人乳痈。皂角刺（烧存性）一两，蚌粉一钱，和研。每服一钱，温酒下。（《直指方》）

桔梗

《本经》下品

释名 白药、梗草、荠苨。〔时珍曰〕此草之根结实而梗直，故名。
集解 〔颂曰〕今在处有之。根如小指大，黄白色。春生苗，茎高尺余。叶似杏叶而长椭，四叶相对而生，嫩时亦可煮食。夏开小花紫碧色，颇似牵牛花，秋后结子。

根

【气味】辛，微温，有小毒。

【主治】胸胁痛如刀刺，腹满肠鸣幽幽，惊恐悸气。（《本经》）

利五脏肠胃，补血气，除寒热风痹，温中消谷，疗喉咽痛，下蛊毒。（《别录》）

治下痢，破血积气，消积聚痰涎，去肺热气促嗽逆，除腹中冷痛，主中恶及小儿惊痫。（甄权）

下一切气，止霍乱转筋，心腹胀痛，补五劳，养气，除邪辟温，破症瘕肺痈，养血排脓，补内漏及喉痹。（《大明》）

利窍，除肺部风热，清利头目咽嗌，胸膈滞气及痛，除鼻塞。（元素）

治寒呕。（李杲）

主口舌生疮，赤目肿痛。（时珍）

【发明】〔好古曰〕桔梗气微温，味苦辛，味厚气轻，阳中之阴，升也。入手太阴肺经气分及足少阴经。

〔元素曰〕桔梗清肺气，利咽喉，其色白，故为肺部引经。与甘草同行，为舟楫之剂。如大黄苦泄峻下之药，欲引

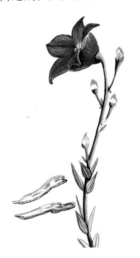

桔梗

至胸中至高之分成功，须用辛甘之剂升之。譬如铁石入江，非舟楫不载。所以诸药有此一味，不能下沉也。

〔时珍曰〕朱肱《活人书》治胸中痞满不痛，用桔梗、枳壳，取其通肺利膈下气也。张仲景《伤寒论》治寒实结胸，用桔梗、贝母、巴豆，取其温中消谷破积也。又治肺痈唾脓，用桔梗、甘草，取其苦辛清肺，甘温泻火，又能排脓血、补内漏也。其治少阴证二三日咽痛，亦用桔梗、甘草，取其苦辛散寒，甘平除热，合而用之，能调寒热也。

附方

胸满不痛。桔梗、枳壳等分，水二钟，煎一钟，温服。（《南阳活人书》）

骨槽风痛（牙根肿痛）。桔梗为末，枣瓤和丸皂子大，绵裹咬之。仍以荆芥汤漱之。（《经验方》）

妊娠中恶（心腹疼痛）。桔梗一两（锉），水一钟，生姜三片，煎六分，温服。（《圣惠方》）

旋覆花

《本经》下品

■ **释名** 金沸草、金钱花、滴滴金、盗庚、夏菊、戴椹。〔宗奭曰〕花缘繁茂，圆而覆下，故曰旋覆。

■ **集解** 〔时珍曰〕花状如金钱菊。水泽边生者，花小瓣单；人家栽者，花大蕊簇，盖壤瘠使然。其根细白。俗传露水滴下即生，故易繁，盖亦不然。

花

【气味】咸，温，有小毒。

【主治】结气胁下满，惊悸，除水，去五脏间寒热，补中下气。(《本经》)

消胸上痰结，唾如胶漆，心胸痰水，膀胱留饮，风气湿痹，皮间死肉，目中眵曀，利大肠，通血脉，益色泽。(《别录》)

主水肿，逐大腹，开胃，止呕逆不下食。(甄权)

消坚软痞，治噫气。(好古)

【发明】〔颂曰〕张仲景治伤寒汗下后，心下痞坚，噫气不除，有七物旋覆代赭汤；杂治妇人，有三物旋覆汤。胡洽居士治痰饮在两胁胀满，有旋覆花丸，用之尤多。

〔成无己曰〕硬则气坚，旋覆之咸，以软痞坚也。

〔震亨曰〕寇宗奭言其行痰水去头目风，亦走散之药。病人涉虚者，不宜多服，冷利大肠，宜戒之。

〔时珍曰〕旋覆乃手太阴肺、手阳明大肠药也。所治诸病，其功只在行水下气通血脉尔。

附方

中风壅滞。旋覆花，洗净焙研，炼蜜丸梧子大。夜卧以茶汤下五丸至七丸、十丸。(《经验方》)

月蚀耳疮。旋覆花烧研，羊脂和涂之。(《集简方》)

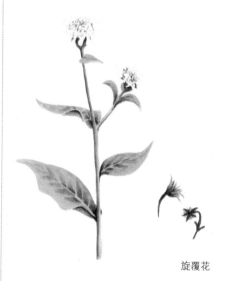

旋覆花

叶

【主治】敷金疮，止血。(《大明》)

治疔疮肿毒。(时珍)

根

【主治】风湿。(《别录》)

白前

▌释名 石蓝、嗽药。〔时珍曰〕名义未详。

▌集解 〔弘景曰〕白前出近道，根似细辛而大，色白不柔易折，气嗽方多用之。

【气味】甘，微温，无毒。

【主治】胸胁逆气，咳嗽上气，呼吸欲绝。(《别录》)

主一切气，肺气烦闷，贲豚肾气。(《大明》)

降气下痰。(时珍)

【发明】〔宗奭曰〕白前能保定肺气，治嗽多用，以温药相佐使尤佳。

〔时珍曰〕白前色白而味微辛甘，手太阴药也。长于降气，肺气壅实而有痰者宜之。若虚而长哽气者，不可用也。张仲景治嗽而脉浮，泽漆汤中亦用之。其方见《金匮要略》，药多不录。

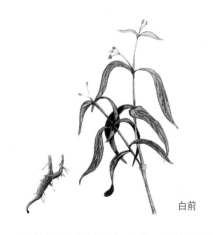

白前

附方

久嗽唾血。白前、桔梗、桑白皮三两（炒），甘草一两（炙），水六升，煮一升，分三服。忌猪肉、菘菜。(《外台》)

贝母

▌释名 莔（音萌）。〔时珍曰〕诗云言采其莔，即此。一作虻，谓根状如虻也。

▌集解 〔敩曰〕贝母中有独颗团不作两片无皱者，号曰丹龙精，不入药用。误服令人筋脉永不收，惟以黄精、小蓝汁服之，立解。

【气味】辛，平，无毒。

【主治】伤寒烦热，淋沥邪气疝瘕，

喉痹乳难，金疮风痉。(《本经》)

疗腹中结实，心下满，洗洗恶风寒，目眩项直，咳嗽上气，止烦热渴，出汗，

安五脏，利骨髓。（《别录》）

消痰，润心肺。末和砂糖丸含，止嗽。烧灰油调，敷人畜恶疮，敛疮口。（《大明》）

主胸胁逆气，时疾黄疸。研末点目，去肤翳。以七枚作末酒服，治产难及胞衣不出。与连翘同服，主项下瘤瘿疾。（甄权）

【发明】〔承曰〕贝母能散心胸郁结之气，故诗云，言采其蝱，是也。作诗者，本以不得志而言。今用治心中气不快、多愁郁者，殊有功，信矣。

〔颂曰〕贝母治恶疮。唐人记其事云：江左尝有商人，左膊上有疮如人面，亦无他苦。商人戏以酒滴口中，其面赤色。以物食之，亦能食，多则膊内肉胀起。或不食，则一臂痹焉。有名医教其历试诸药，金石草木之类，悉无所苦，至贝母，其疮乃聚眉闭口。商人喜，因以小苇筒毁其口灌之，数日成痂遂愈，

然不知何疾也。《本经》言主金疮，此岂金疮之类欤。

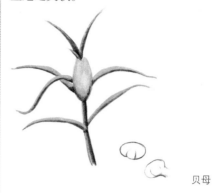

贝母

化痰降气（止咳解郁，消食除胀，有奇效）。用贝母（去心）一两，姜制厚朴半两，蜜丸梧子大，每白汤下五十丸。（《笔峰方》）

妊娠尿难（饮食如故）。用贝母、苦参、当归各四两，为末，蜜丸小豆大，每饮服三丸至十丸。（《金匮要略》）

前胡

《别录》中品

■ **释名** 〔时珍曰〕按孙愐《唐韵》作湔胡，名义未解。

■ **集解** 〔《别录》曰〕前胡二月、八月采根暴干。

〔弘景曰〕近道皆有，生下湿地，出吴兴者为胜。根似柴胡而柔软，为疗殆欲同之，《本经》上品有柴胡而无此，晚来医乃用之。

〔《大明》曰〕越、衢、婺、睦等处皆好，七八月采之，外黑里白。

〔颂曰〕今陕西、梁汉、江淮、荆襄州郡及相州、孟州皆有之。春生苗，青白色，似斜蒿。初出时有白茅，长三四寸，味甚香美，又似芸蒿。七月内开白花，与葱花相类。八月结实。根青紫色。今郦延将来者，大与柴胡相似。但柴胡赤色而脆，前胡黄而柔软，为不同尔。

〔时珍曰〕前胡有数种，惟以苗高一二尺，色似斜蒿，叶如野菊而细瘦，嫩时可食，秋月开黪白花，类蛇床子花，其根皮黑肉白，有香气为真。大抵北地者为胜，故方书称北前胡云。

【气味】苦，微寒，无毒。

【主治】痰满，胸胁中痞，心腹结气，风头痛，去痰下气，治伤寒寒热，推陈致新，明目益精。（《别录》）

能去热实，及时气内外俱热，单煮服之。（甄权）

治一切气，破症结，开胃下食，通五脏，主霍乱转筋，骨节烦闷，反胃呕逆，气喘咳嗽，安胎，小儿一切疳气。（《大明》）

清肺热，化痰热，散风邪。（时珍）

【发明】〔时珍曰〕前胡味甘、辛，气微平，阳中之阴，降也。乃手足太阴阳明之药，与柴胡纯阳上升入少阳厥阴者不同也。其功长于下气，故能治痰热喘嗽痞膈呕逆诸疾，气下则火降，痰亦降矣。所以有推陈致新之绩，为痰气要药。

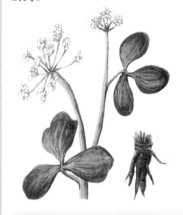

前胡

附方

小儿夜啼。前胡捣筛，蜜丸小豆大。日服一丸，熟水下，至五六丸，以瘥为度。（《普济方》）

海蛤

《本经》上品

释名　〔时珍曰〕海蛤者，海中诸蛤烂壳之总称，不专指一蛤也。
集解　〔保升曰〕今登、莱、沧州海沙湍处皆有，四五月淘沙取之。南海亦有之。

【气味】苦、咸，平，无毒。

【主治】咳逆上气，喘息烦满，胸痛寒热。（《本经》）

治水气浮肿，下小便，治嗽逆上气，项下瘤瘿。（甄权）

疗呕逆，胸胁胀急，腰痛五痔，妇人崩中带下。（《日华》）

止消渴，润五脏，治服丹石人有疮。（萧炳）

清热利湿，化痰饮，消积聚。除血

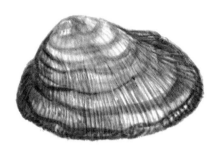

海蛤

痢，妇人结胸，伤寒反汗搐搦，中风瘫痪。（时珍）

附方

水肿发热（小便不通者）。海蛤汤主之。海蛤、木通、猪苓、泽泻、滑石、黄葵子、桑白皮各一钱，灯芯三分，水煎服，日二。（《圣惠方》）

伤寒血结（胸胀痛不可近）。仲景无方，宜海蛤散主之，并刺期门穴。用海蛤、滑石、甘草各一两，芒硝半两，为末。每服二钱，鸡子清调服。更服桂枝红花汤，发其汗则愈。盖膻中血聚则小肠壅，小肠壅则血不行。服此则小肠通，血流行而胸膈利矣。（朱肱《活人书》）

百部

《别录》中品

释名 婆妇草、野天门冬。〔时珍曰〕其根多者百十连属，如部伍然，故以名之。

集解 〔时珍曰〕百部亦有细叶如茴香者，其茎青，肥嫩时亦可煮食。其根长者近尺，新时亦肥实，但干则虚瘦无脂润尔。生时擘开去心曝之。

根

【气味】甘，微温，无毒。

【主治】咳嗽上气。火炙酒渍饮之。（《别录》）

治肺热，润肺。（甄权）

火炙酒浸空腹饮，治疥癣，去虫蚕蛟毒。（藏器）

【发明】〔时珍曰〕百部亦天门冬之类，故皆治肺病杀虫。但百部气温而不寒，寒嗽宜之；天门冬性寒而不热，热嗽宜之，此为异耳。

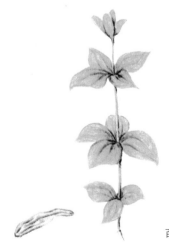

百部

附方

暴咳嗽。张文仲方：用百部根渍酒。每温服一升，日三服。葛洪方：用百部、生姜各捣汁等分，煎服二合。续十全方：用百部藤根捣自然汁，和蜜等分，沸汤煎膏噙咽。

小儿寒嗽。百部丸：用百部（炒）、麻黄（去节）各七钱半，为末。杏仁去皮尖炒，仍以水略煮三五沸，研泥。入熟蜜和丸皂子大。每服二三丸，温水下。（钱乙《小儿方》）

三十年嗽。百部根二十斤，捣取汁，煎如饴。服方寸匕，日三服。《深师》加蜜二斤。《外台》加饴一斤。（《千金方》）

紫菀

《本经》中品

释名　青菀、紫蒨、返魂草、夜牵牛。〔时珍曰〕其根色紫而柔宛，故名。许慎《说文》作茈菀，《斗门方》谓之返魂草。

集解　〔《别录》曰〕紫菀生汉中、房陵山谷及真定、邯郸。二月、三月采根，阴干。
〔弘景曰〕近道处处有之。其生布地，花紫色，本有白毛，根甚柔细。有白者名白菀，不复用。
〔《大明》曰〕形似重台，根作节，紫色润软者佳。
〔颂曰〕今耀、成、泗、寿、台、孟、兴国诸州皆有之。三月内布地生苗，其叶二四相连，五月、六月内开黄白紫花，结黑子。余如陶说。
〔时珍曰〕按陈自明云：紫菀以牢山所出根如北细辛者为良，沂兖以东皆有之。今人多以车前、旋复根赤土染过伪之。紫菀肺病要药，肺本自亡津液，又服走津液药，为害滋甚，不可不慎。

【气味】苦，温，无毒。

【主治】咳逆上气，胸中寒热结气，去蛊毒痿蹶，安五脏。（《本经》）

疗咳唾脓血，止喘悸，五劳体虚，补不足，小儿惊痫。（《别录》）

益肺气，主息贲。（好古）

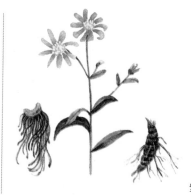

紫菀

附方

肺伤咳嗽。紫菀五钱，水一盏，煎七分，温服，日三次。（《卫生易简方》）

久嗽不瘥。紫菀、款冬花各一两，百部半两，捣罗为末。每服三钱，姜三片，乌梅一个，煎汤调下，日二，甚佳。（《图经本草》）

小儿咳嗽（声不出者）。紫菀末、杏仁等分，入蜜同研，丸芡子大。每服一丸，五味子汤化下。（《全幼心鉴》）

吐血咳嗽（吐血后咳者）。紫菀、五味（炒）为末，蜜丸芡子大，每含化一丸。（《指南方》）

产后下血。紫菀末，水服五撮。（《圣惠方》）

妇人小便（卒不得出者）。紫菀为末，井华水服三撮，即通。小便血者，服五撮立止。（《千金方》）

款冬花

《本经》中品

释名 款冻、颗冻、氐冬。〔时珍曰〕按《述征记》云：洛水至岁末凝厉时，款冬生于草冰之中，则颗冻之名以此而得。后人讹为款冬，乃款冻尔。款者至也，至冬而花也。

集解 〔弘景曰〕第一出河北，其形如宿莼未舒者佳，其腹里有丝。次出高丽百济，其花乃似大菊花。次亦出蜀北部宕昌，而并不如。其冬月在冰下生，十二月、正月旦取之。

【气味】辛，温，无毒。

【主治】咳逆上气善喘，喉痹，诸惊痫寒热邪气。（《本经》）

消渴，喘息呼吸。（《别录》）

疗肺气心促急，热劳咳，连连不绝，涕唾稠粘，肺痿肺痈，吐脓血。（甄权）

润心肺，益五脏，除烦消痰，洗肝明目，及中风等疾。（《大明》）

【发明】〔颂曰〕《本经》主咳逆，古方用为温肺治嗽之最。

〔宗奭曰〕有人病嗽多日，或教然款冬花三两，于无风处以笔管吸其烟，满

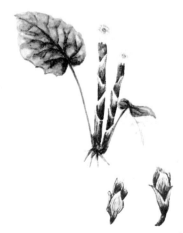

款冬花

口则咽之，数日果效。

痰嗽带血。款冬花、百合（蒸焙）等分为末。蜜丸龙眼大，每卧时嚼一丸，姜汤下。《济生方》

口中疳疮。款冬花、黄连等分，为细末，用唾津调成饼子。先以蛇床子煎汤漱口，乃以饼子敷之，少顷确住，其疮立消也。（杨诚《经验方》）

曼陀罗花

《纲目》

■**释名** 风茄儿、山茄子。〔时珍曰〕《法华经》言：佛说法时，天雨曼陀罗花。又道家北斗有陀罗星使者，手执此花，故后人因以名花。

■**集解** 〔时珍曰〕曼陀罗生北土，人家亦栽之。春生夏长，独茎直上，高四五尺，生不旁引，绿茎碧叶，叶如茄叶。

【**气味**】辛，温，有毒。

【**主治**】诸风及寒湿脚气，煎汤洗之。又主惊痫及脱肛，并入麻药。（时珍）

【**发明**】〔时珍曰〕相传此花笑采酿酒饮，令人笑；舞采酿酒饮，令人舞。予尝试之，饮须半酣，更令一人或笑或舞引之，乃验也。八月采此花，七月采火麻子花，阴干，等分为末。热酒调服三钱，少顷昏昏如醉。割疮灸火，宜先服此，则不觉苦也。

面上生疮。曼陀罗花，晒干研末，少许贴之。（《卫生易简方》）

大肠脱肛。曼陀罗子（连壳）一对，橡斗十六个，同剉，水煎三五沸，入朴硝少许，洗之。（《儒门事亲》）

小儿慢惊。曼陀罗花七朵（重一字），天麻二钱半，全蝎（炒）十枚，天南星（炮）、丹砂、乳香各二钱半，为末。每服半钱，薄荷汤调下。（《御药院方》）

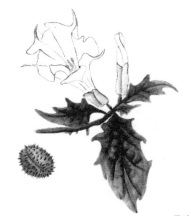

曼陀罗花

苏合香

释名 〔时珍曰〕按郭义恭《广志》云：此香出苏合国，因以名之。

集解 〔时珍曰〕按《寰宇志》云：苏合油出安南、三佛齐诸国。树生膏，可为药，以浓而无滓者为上。叶廷珪《香谱》云：苏合香油出大食国。气味皆类笃耨香。沈括《笔谈》云：今之苏合香赤色如坚木，又有苏合油如鸊胶，人多用之。而刘梦得《传信方》言：苏合香多薄叶，子如金色，按之即少，放之即起，良久不定，如虫动，气烈者佳。如此则全非今所用者，宜精考之。窃按沈氏所说，亦是油也。不必致疑。

【气味】甘，温，无毒。

【主治】辟恶，杀鬼精物，温疟蛊毒痫痓，去三虫，除邪，令人无梦魇。久服，通神明，轻身长年。(《别录》)

【发明】〔时珍曰〕苏合香气窜，能通诸窍脏腑，故其功能辟一切不正之气。按沈括《笔谈》云：太尉王文正公气羸多病。宋真宗面赐药酒一瓶，令空腹饮之，可以和气血，辟外邪。公饮之，大觉安健。次日称谢。上曰：此苏合香酒也。每酒一斗，入苏合香丸一两同煮。极能调和五脏，却腹中诸疾。每冒寒夙兴，则宜饮一杯。自此臣庶之家皆仿为之，此方盛行于时。其方本出唐玄宗《开元广济方》，谓之白术丸。后人亦编入《千金》《外台》，治疾有殊效。

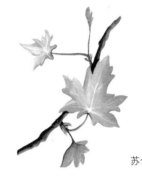

苏合香

附方

水气浮肿。苏合香、白粉、水银等分，捣匀，蜜丸小豆大。每服二丸，白水下。当下水出。《肘后方》

安神药

本草纲目

在中医药理论中，凡以镇静安神为主要作用，用治心神不安、失眠、惊痫、狂妄等症的药物，统称为安神药。本类药物主入心经与肝经。《内经》曰：心藏神、肝藏魂。人体的意识、精神、思维活动，与心、肝二脏的功能状态有着密切的关系。心神受扰或心神失养，都会导致神志的异常。本类药物有镇惊安神或养心安神的效用，因此能安定神志，使人的精神、意识、思维活动恢复正常。在中医药科学研究表明，安神药主要具有镇静、催眠、抗惊厥，抑制中枢神经系统等作用。某些药物还有强心、祛痰止咳、改善冠状动脉血循环、抑菌、提高机体免疫功能、防腐等作用。

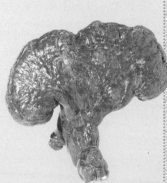

丹砂

《本经》上品

释名 朱砂。〔时珍曰〕丹乃石名，其字从井中一点，象丹在井中之形，义出许慎《说文》。后人以丹为朱色之名，故呼朱砂。

集解 〔时珍曰〕丹砂以辰、锦者为最。麻阳即古锦州地。佳者为箭镞砂，结不实者为肺砂，细者为末砂。色紫不染纸者为旧坑砂，为上品；色鲜染纸者为新坑砂，次之。

【气味】甘，微寒，无毒。

【主治】身体五脏百病，养精神，安魂魄，益气明目，杀精魅邪恶鬼。久服通神明不老。能化为汞。（《本经》）

通血脉，止烦满消渴，益精神，悦泽人面，除中恶腹痛，毒气疥瘘诸疮。轻身神仙。（《别录》）

【发明】〔时珍曰〕丹砂生于炎方，禀离火之气而成，体阳而性阴，故外显丹色而内含真汞。其气不热而寒，离中有阴也。其味不苦而甘，火中有土也。是以同远志、龙骨之类，则养心气；同当归、丹参之类，则养心血；同枸杞、地黄之类，则养肾；同厚朴、川椒之类，则养脾；同南星、川乌之类，则祛风。可以明目，可以安胎，可以解毒，可以发汗，随佐使而见功，无所往而不可。夏子益《奇疾方》云：凡人自觉本形作两人，并行并卧，不辨真假者，离魂病也。用辰砂、人参、茯苓，浓煎日饮，真者气爽，假者化也。《类编》云：钱不少卿夜多噩梦，通宵不寐，自虑非吉。遇邓州推官胡用之曰：昔常如此。有道

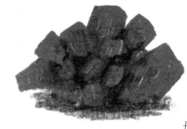

丹砂

士教戴辰砂如箭镞者，涉旬即验，四五年不复有梦。因解髻中一绛囊遗之。即夕无梦，神魂安静。道书谓丹砂辟恶安魂，观此二事可征矣。

〔颂曰〕郑康成注《周礼》，以丹砂、石胆、雄黄、礜石、磁石为五毒。古人惟以攻疮疡，而《本经》以丹砂为无毒，故多炼治服食，鲜有不为药患者，岂五毒之说胜乎？当以为戒。

〔宗奭曰〕朱砂镇养心神，但宜生使。若炼服，少有不作疾者。一医疾，服伏火者数粒，一旦大热，数夕而毙。沈存中云：表兄李胜炼朱砂为丹，岁余，沐浴再入鼎，误遗一块。其徒丸服之，遂发懵冒，一夕而毙。夫生朱砂，初生小儿便可服；因火力所变，遂能杀人，不可不谨。

〔时珍曰〕叶石林《避暑录》载：林彦振、谢任伯皆服伏火丹砂，俱病脑疽死。张果《医说》载：张悫服食丹砂，病中消数年，发鬓疽而死。皆可为服丹之戒。而周密《野语》载：临川周推官平生羸弱，多服丹砂、乌、附药，晚年发背疽。医悉归罪丹石，服解毒药不效。疡医老祝诊脉曰：此乃极阴证，正当多服伏火丹砂及三建汤。乃用小剂试之，复作大剂，三日后用膏敷贴，半月而疮平，凡服三建汤一百五十服。此又与前诸说异。盖人之脏腑禀受万殊，在智者辨其阴阳脉证，不以先入为主。非妙入精微者，不能企此。

附方

明目轻身。去三尸，除疮癫。美酒五升，浸朱砂五两，五宿，日干研末，蜜丸小豆大。每服二十丸，白汤下，久服见效。（《卫生易简方》）

神注丹方。白茯苓四两（糯米酒煮，软竹刀切片，阴干为末），入朱砂末二钱，以乳香水打糊丸梧子大，朱砂末二钱为衣。阳日二丸，阴日一丸。要秘精，新汲水下；要逆气过精，温酒下。并空心。（王好古《医垒元戎》）

乌髭变白。小雌鸡二只，只与乌油麻一件同水饲之。放卵时，收取先放者打窍，以朱砂末填入糊定，同众卵抱出鸡，取出，其药自然结实，研粉，蒸饼和丸绿豆大。每酒下五七丸。不惟变白，亦且愈疾。（《张潞方》）

小儿初生（六日，解胎毒，温肠胃，壮气血）。朱砂豆大，细研，蜜一枣大，调与吮之，一日令尽。（姚和众《至宝方》）

小儿惊热（夜卧多啼）。朱砂半两，牛黄一分，为末。每服一字，犀角磨水调下。（《普济方》）

惊忤不语（打扑惊忤，血入心窍，不能言语）。朱砂为末，以雄猪心血和，丸麻子大。每枣汤下七丸。（《直指方》）

产后癫狂（败血及邪气入心，如见祟物，癫狂）。用大辰砂一二钱，研细飞过，用饮儿乳汁三、四茶匙调湿，以紫项地龙一条入药，滚三滚，刮净，去地龙不用，入无灰酒一盏，分作三、四次服。（《何氏方》）

心虚遗精。猪心一个，批片相连，以飞过朱砂末掺入，线缚，白水煮熟食之。（唐瑶《经验方》）

男妇心痛。朱砂、明矾（枯）等分，为末。沸汤调服。（《摘玄方》）

诸般吐血。朱砂、蛤粉等分，为末。酒服二钱。又方：丹砂半两，金箔四片，蚯蚓三条。同研，丸小豆大。每冷酒下二丸。（《圣济录》）

妊妇胎动。朱砂末一钱，和鸡子白三枚，搅匀顿服。胎死即出，未死即安。（《普济方》）

目生障翳。生辰砂一块，日日擦之，自退。王居云病此，用之如故。（《普济方》）

目生弩肉（及珠管）。真丹、贝母等分，为末。点注，日三四度。（《肘后方》）

木蛭疮毒。南方多雨，有物曰木蛭，大类鼻涕，生于古木之上，闻人气则闪闪而动。人过其下，堕人体间，即立成疮，久则遍体。惟以朱砂、麝香涂之，即愈。（张果《医说》）

何首乌

宋《开宝》

释名 交藤、夜合、地精、陈知白、马肝石、桃柳藤、九真藤、赤葛、疮帚、红内消。
〔《大明》曰〕其药《本草》无名，因何首乌见藤夜交，便即采食有功，因以采人为名尔。
〔时珍曰〕汉武时，有马肝石能乌人发，故后人隐此名，亦曰马肝石。

集解 〔颂曰〕何首乌本出顺州南河县，今在处有之，以西洛、嵩山及河南柘城县者为胜。春生苗，蔓延竹木墙壁间，茎紫色。叶叶相对如薯蓣，而不光泽。夏秋开黄白花，如葛勒花。结子有棱，似荞麦而杂小，才如粟大。秋冬取根，大者如拳，各有五棱瓣，似小甜瓜。有赤白二种：赤者雄，白者雌。

根

【气味】苦、涩、微温、无毒。

【主治】瘰疬，消痈肿，疗头面风疮，治五痔，止心痛，益血气，黑髭发，悦颜色。久服长筋骨，益精髓，延年不老。亦治妇人产后及带下诸疾。（《开宝》）

久服令人有子，治腹脏一切宿疾，冷气肠风。（《大明》）

【发明】〔时珍曰〕何首乌，足厥阴、少阴药也。白者入气分，赤者入血分。肾主闭藏，肝主疏泄。此物气温，味苦涩。苦补肾，温补肝，涩能收敛精气。所以能养血益肝，固精益肾，健筋骨，乌髭发，为滋补良药。不寒不燥，功在地黄、天门冬诸药之上。气血太和，则风虚痈肿瘰疬诸疾可知矣。此药流传虽久，服者尚寡。嘉靖初，邵应节真人，以七宝美髯丹方上进。世宗肃皇帝服饵有效，连生皇嗣。于是何首乌之方，天下大行矣。

茎 叶

【主治】风疮疥癣作痒，煎汤洗浴，甚效。（时珍）

附方

皮里作痛（不问何处）。用何首乌末，姜汁调成膏涂之，以帛裹住，火炙鞋底熨之。（《经验方》）

瘰疬结核。或破或不破，下至胸前者，皆治之。用九真藤，一名赤葛，即何首乌。其叶如杏，其根如鸡卵，亦类疬子。取根洗净，日日生嚼，并取叶捣涂之，数服即止。其药久服，延年黑发，用之神效。（《斗门方》）

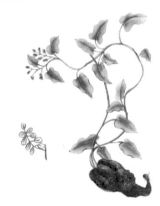

何首乌

酸枣

┃释名┃ 樲、山枣。

┃集解┃〔《别录》曰〕酸枣生河东川泽。八月采实，阴干，四十日成。
〔弘景曰〕今出东山间，云即山枣树。子似武昌枣而味极酸，东人咹之以醒睡，与经文疗不得眠正相反。

【气味】酸，平，无毒。

【主治】心腹寒热，邪结气聚，四肢酸痛湿痹。久服，安五脏，轻身延年。（《本经》）

烦心不得眠，脐上下痛，血转久泄，虚汗烦渴，补中，益肝气，坚筋骨，助

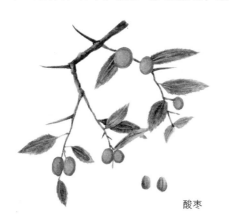

酸枣

阴气，能令人肥健。（《别录》）

【发明】〔时珍曰〕酸枣实味酸性收，故主肝病，寒热结气，酸痹久泄，脐下满痛之证。其仁甘而润，故熟用疗胆虚不得眠、烦渴虚汗之证。生用疗胆热好眠，皆足厥阴、少阳药也。今人专以为心家药，殊昧此理。

附方

振悸不眠。《胡洽方》酸枣仁汤：用酸枣仁二升，茯苓、白术、人参、甘草各二两，生姜六两，水八升，煮三升，分服。（《图经》）

睡中汗出。酸枣仁、人参、茯苓等分，为末。每服一钱，米饮下。（《简便方》）

远志

┃释名┃ 苗名小草、细草、棘菀。〔时珍曰〕此草服之能益智强志，故有远志之称。

┃集解┃〔时珍曰〕远志有大叶、小叶两种，大叶者花红。

【气味】苦，温，无毒。

【主治】咳逆伤中，补不足，除邪气，利九窍，益智慧，耳目聪明，不忘，强志倍力。久服轻身不老。（《本经》）

利丈夫，定心气，止惊悸，益精，去心下膈气，皮肤中热，面目黄。（《别录》）

附方

喉痹作痛。远志肉为末，吹之，涎出为度。（《直指方》）

一切痈疽。远志酒：用远志不以多少，米泔浸洗，捶去心，为末。每服三钱，温酒一盏调，澄少顷，饮其清，以滓敷患处。（《三因方》）

治健忘，安魂魄，令人不迷，坚壮阳道。（甄权）

长肌肉，助筋骨，妇人血噤失音，小儿客忤。（《日华》）

治一切痈疽。（时珍）

【主治】益精补阴气，止虚损梦泄。（《别录》）

【发明】〔好古曰〕远志，肾经气分药也。

〔时珍曰〕远志入足少阴肾经，非心经药也。其功专于强志益精，治善忘。盖精与志，皆肾经之所藏也。肾精不足，则志气衰，不能上通于心，故迷惑善忘。

平肝息风药

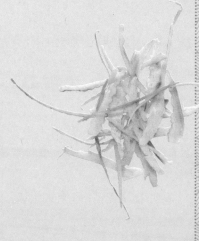

在中医药理论中，平肝息风药是指具有平肝潜阳、息风止痉的功效，主治肝阳上亢或肝风内动病症的药物。平肝息风药都属肝经，为昆虫、介类等动物药及矿石类药物，有息风止痉、平肝潜阳的功效。部分药物以其质重、性寒沉降的特性，同时具有镇静安神、解毒生肌、清肝明目、降逆、凉血等作用。中医科学研究表明，平肝息风药主要具有抗惊厥、镇静、镇痛、降压、解热的作用。

本草
纲目

石决明

《别录》上品

释名 九孔螺。壳名千里光。〔时珍曰〕决明、千里光，以功名也。九孔螺，以形名也。

集解 〔时珍曰〕石决明形长如小蚌而扁，外皮甚粗，细孔杂杂，内则光耀，背侧一行有孔如穿成者，生于石崖之上，海人泅水，乘其不意，即易得之。否则紧粘难脱也。陶氏以为紫贝，雷氏以为珍珠母，杨倞注《荀子》以为龟脚，皆非矣。惟鳆鱼是一种二类，故功用相同。吴越人以糟决明、酒蛤蜊为美品者，即此。

壳

【气味】咸，平，无毒。

【主治】目障翳痛，青盲。久服，益精轻身。（《别录》）

通五淋。（时珍）

附方

羞明怕日。用千里光、黄菊花、甘草各一钱，水煎，冷服。（《明目集验方》）

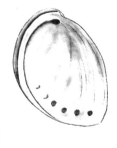
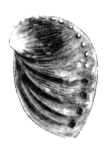

石决明

牡蛎

《本经》上品

释名 牡蛤、蛎蛤、古贲、蠔。〔时珍曰〕蛤蚌之属，皆有胎生、卵生。独此化生，纯雄无雌，故得牡名。曰蛎曰蠔，言其粗大也。

集解 〔时珍曰〕南海人以其蛎房砌墙，烧灰粉壁，食其肉谓之蛎黄。

【气味】咸，平、微寒，无毒。

【主治】伤寒寒热，温疟洒洒，惊恚怒气，除拘缓鼠瘘，女子带下赤白。久服，强骨节，杀邪鬼，延年。（《本经》）

男子虚劳，补肾安神，去烦热，小儿惊痫。（李珣）

化痰软坚，清热除湿，止心脾气痛，痢下赤白浊，消疝瘕积块，瘿疾结核。（时珍）

【发明】〔成无己曰〕牡蛎之咸，以

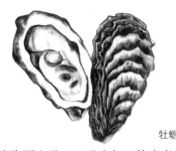

牡蛎

消胸膈之满，以泄水气，使痞者消，硬者软也。

【气味】甘，温，无毒。

【主治】煮食，治虚损，调中，解丹毒，妇人血气。以姜、醋生食，治丹毒，酒后烦热，止渴。（藏器）

附方

虚劳盗汗。牡蛎粉、麻黄根、黄芪等分为末。每服二钱，水二盏，煎七分，温服，日一。（《本事方》）

面色黧黑。牡蛎粉研末，蜜丸梧子大。每服三十丸，白汤下，日一服。并灸其肉食之。（《普济方》）

珍珠

宋《开宝》

释名 真珠、蚌珠、蠙珠。

集解 〔时珍曰〕按《廉州志》云：合浦县海中有梅、青、婴三池。蜑人每以长绳系腰，携篮入水，拾蚌入篮即振绳，令舟人急取之。若有一线之血浮水，则葬鱼腹矣。

【气味】咸、甘，寒，无毒。

【主治】镇心。点目，去肤翳障膜。涂面，令人润泽好颜色。涂手足，去皮肤逆胪。绵裹塞耳，主聋。（《开宝》）

磨翳坠痰。（甄权）

除面䵟，止泄。合知母，疗烦热消渴。合左缠根，治小儿麸豆疮入眼。（李珣）

附方

卒忤不言。珍珠末，用鸡冠血和丸小豆大。以三四粒纳口中。（《肘后》）

灰尘迷目。用大珠拭之则明也。（《格古论》）

妇人难产。珍珠末一两，酒服，立出。（《千金》）

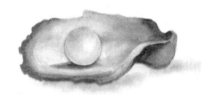

珍珠

213

除小儿惊热。（宗奭）

安魂魄，止遗精白浊，解痘疔毒，主难产，下死胎胞衣。（时珍）

【发明】〔时珍曰〕珍珠入厥阴肝经，故能安魂定魄，明目治聋。

牛黄

《本经》上品

释名 丑宝。〔时珍曰〕牛属丑，故隐其名。《金光明经》谓之瞿卢折娜。

集解 〔颂曰〕今出登、莱州。他处或有，不甚佳。凡牛有黄者，身上夜有光，眼如血色，时复鸣吼，恐惧人。又好照水，人以盆水承之，伺其吐出，乃喝迫，即堕下水中，取得阴干百日。一子如鸡子黄大，重叠可揭折，轻虚而气香者佳。然人多伪之，试法但揩摩手甲上，透甲黄者为真。

【气味】苦，平，有小毒。

【主治】惊痫寒热，热盛狂痉，除邪逐鬼。（《本经》）

疗小儿百病，诸痫热，口不开，大人狂癫，又堕胎。久服，轻身增年，令人不忘。（《别录》）

主中风失音口噤，妇人血噤惊悸，天行时疾，健忘虚乏。（《日华》）

安魂定魄，辟邪魅，卒中恶，小儿夜啼。（甄权）

益肝胆，定精神，除热，止惊痫，辟恶气，除百病。（思邈）

清心化热，利痰凉惊。（宁源）

痘疮紫色，发狂谵语者可用。（时珍）

【发明】〔李杲曰〕牛黄入肝，治筋病。凡中风入脏者，必用牛、雄、脑、麝之剂，入骨髓，透肌肤，以引风出。

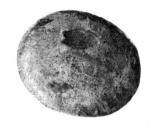

牛黄

若风中腑及血脉者用之，恐引风邪流入于骨髓，如油入面，莫之能出也。

〔时珍曰〕牛之黄，牛之病也。故有黄之牛，多病而易死。诸兽皆有黄，人之病黄者亦然。因其病在心及肝胆之间，凝结成黄，故还能治心及肝胆之病。正如人之淋石，复能治淋也。按《宋史》云：宗泽知莱州，使者取牛黄。泽云：方春疫疠，牛饮其毒则结为黄。今和气流行，牛无黄矣。观此，则黄为牛病，尤可征矣。

附方

初生三日（去惊邪，辟恶气）。以牛黄一豆许，以赤蜜如酸枣许，研匀，绵蘸令儿吮之，一日令尽。（《姚和众方》）

七日口噤。牛黄为末，以淡竹沥化一字，灌之。更以猪乳滴之。（《外台》）

初生胎热（或身体黄者）。以真牛黄一豆大，入蜜调膏，乳汁化开，时时滴儿口中。形色不实者，勿多服。（钱氏《小儿方》）

小儿热惊。牛黄一杏仁大，竹沥、姜汁各一合，和匀与服。（《总微论》）

惊痫嚼舌（迷闷仰目）。牛黄一豆许研，和蜜水灌之。（《广利方》）

痘疮黑陷。牛黄二粒，牛砂一分，研末。蜜浸胭脂，取汁调搽，一日一上。（王氏《痘疹方》）

蝎

《开宝》

释名 主簿虫、杜白、虿尾虫。〔时珍曰〕按《唐史》云：剑南本无蝎，有主簿将至，遂呼为主簿虫。又张揖《广雅》云：杜白，蝎也。陆玑《诗疏》云：虿一名杜白，幽州人谓之蝎。观此，则主簿乃杜白之讹，而后人遂傅会其说。古语云：蜂、虿垂芒，其毒在尾。

集解 〔时珍曰〕蝎形如水黾，八足而长尾，有节色青。今捕者多以盐泥食之，入药去足焙用。

【气味】甘、辛、平，有毒。

【主治】诸风瘾疹，及中风半身不遂，口眼㖞斜，语涩，手足抽掣。（《开宝》）

小儿惊痫风搐，大人痃疟，耳聋疝气，诸风疮，女人带下阴脱。（时珍）

【发明】〔宗奭曰〕大人、小儿通用，惊风尤不可阙。

〔颂曰〕古今治中风抽掣，及小儿惊搐方多用之。《箧中方》治小儿风痫有方。

〔时珍曰〕蝎产于东方，色青属木，足厥阴经药也，故治厥阴诸病。诸风掉

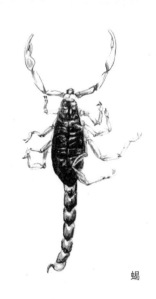

蝎

眩搐掣，疟疾寒热，耳聋无闻，皆属厥阴风木。故东垣李杲云：凡疝气、带下，皆属于风。蝎乃治风要药，俱宜加而用之。

附方

破伤中风。《普济》：用干蝎、麝香各一分，为末。敷患处，令风速愈。《圣惠》：用干蝎（酒炒）、天麻各半两，为末，以蟾酥二钱，汤化为糊和捣，丸绿豆大。每服一丸至二丸，豆淋酒下（甚者加至三丸），取汗。

偏正头风（气上攻不可忍）。用全蝎二十一个，地龙六条，土狗三个，五倍子五钱，为末。酒调，摊贴太阳穴上。（《德生堂经验方》）

风牙疼痛。全蝎三个，蜂房二钱，炒研，擦之。（《直指方》）

诸痔发痒。用全蝎不以多少，烧烟熏之，即效。秘法也。（《袖珍方》）

补虚药

本草纲目

在中医药理论中，凡是能纠正人体气血阴阳虚衰，补虚扶弱，以治疗虚证为主要作用的药物，称为补虚药。补虚药大多具有甘味，能够补益精微，扶助正气，具有补虚作用。中医科学研究表明，补虚药主要具有促进蛋白质合成，增强机体免疫功能，促进造血功能，降低血脂，调节内分泌，提高学习记忆能力，抗氧化，延缓衰老，抗心肌缺血，增强心肌收缩力，改善消化功能，抗心律失常、抗应激、抗肿瘤等作用。

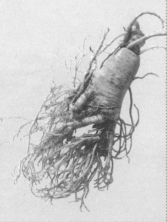

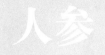

《本经》上品

释名 人薓（音参）、血参、人衔、鬼盖、神草、土精、地精。〔时珍曰〕人薓年深，浸渐长成者，根如人形，有神，故谓之人薓、神草。

集解 〔时珍曰〕上党，今潞州也。民以人参为地方害，不复采取。今所用者皆是辽参。亦可收子，于十月下种，如种菜法。秋冬采者坚实，春夏采者虚软，非地产有虚实也。辽参连皮者黄润色如防风，去皮者坚白如粉，伪者皆以沙参、荠苨、桔梗采根造作乱之。沙参体虚无心而味淡，荠苨体虚无心，桔梗体坚有心而味苦。人参体实有心而味甘，微带苦，自有余味，俗名金井玉阑也。其似人形者，谓之孩儿参，尤多赝伪。

【气味】甘，微寒，无毒。

【主治】补五脏，安精神，定魂魄，止惊悸，除邪气，明目开心益智。久服轻身延年。（《本经》）

疗肠胃中冷，心腹鼓痛，胸胁逆满，霍乱吐逆，调中，止消渴，通血脉，破坚积，令人不忘。（别录）

主五劳七伤，虚损痰弱，止呕哕，补五脏六腑，保中守神。消胸中痰，治肺痿及痫疾，冷气逆上，伤寒不下食，凡虚而多梦纷纭者加之。（甄权）

治肺胃阳不足，肺气虚促，短气少气，补中缓中，泻心肺脾胃中火邪，止渴生津液。（元素）

治男妇一切虚证，发热自汗，眩晕头痛，反胃吐食，痎疟，滑泻久痢，小便频数淋沥，劳倦内伤，中风中暑，痿痹，吐血嗽血下血，血淋血崩，胎前产后诸病。（时珍）

【发明】〔弘景曰〕人参为药切要，

与甘草同功。

〔杲曰〕人参甘温，能补肺中元气，肺气旺则四脏之气皆旺，精自生而形自盛，肺主诸气故也。张仲景云，病人汗后身热亡血脉沉迟者，下痢身凉脉微血虚者，并加人参。古人血脱者益气，盖血不自生，须得生阳气之药乃生，阳生则阴长，血乃旺也。若单用补血药，血无由而生矣。《素问》言：无阳则阴无以生，无阴则阳无以化。故补气须用人参，

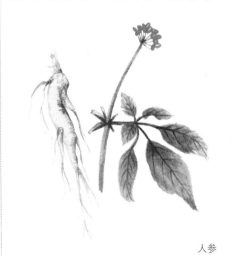

人参

血虚者亦须用之。《本草十剂》云：补可去弱，人参、羊肉之属是也。盖人参补气，羊肉补形，形气者，有无之象也。

附方

胃寒气满（不能传化，易饥不能食）。人参末二钱，生附子末半钱，生姜二钱，水七合，煎二合，鸡子清一枚，打转空心服之。（《圣济总录》）

脾胃虚弱（不思饮食）。生姜半斤取汁，白蜜十两，人参末四两，银锅煎成膏，每米饮调服一匙。（《普济方》）

喘急欲绝（上气鸣息者）。人参末，汤服方寸匕，日五六服效。（《肘后方》）

产后诸虚（发热自汗）。人参、当归等分，为末，用猪腰子一个，去膜切小片，以水三升，糯米半合，葱白二茎，煮米熟，取汁一盏，入药煎至八分，食前温服。（《永类方》）

房后困倦。人参七钱，陈皮一钱，水一盏半，煎八分，食前温服，日再服，千金不传。（《赵永庵方》）

喘咳嗽血（咳喘上气，喘急，嗽血吐血，脉无力者）。人参末每服三钱，鸡子清调之，五更初服便睡，去枕仰卧，只一服愈。年深者，再服。咯血者，服尽一两甚好。（沈存中《灵苑方》）

齿缝出血。人参、赤茯苓、麦门冬各二钱，水一钟，煎七分，食前温服，日再。苏东坡得此，自谓神奇。后生小子多患此病，予累试之，累如所言。（谈野翁《试验方》）

〔好古曰〕洁古老人言，以沙参代人参，取其味甘也。然人参补五脏之阳，沙参补五脏之阴，安得无异？虽云补五脏，亦须各用本脏药相佐使引之。

芦

【气味】苦，温，无毒。

【主治】吐虚劳痰饮。（时珍）

【发明】〔吴绶曰〕人弱者，以人参芦代瓜蒂。

〔震亨曰〕人参入手太阴，补阳中之阴，芦则反能泻太阴之阳。一女子性躁味厚，暑月因怒而病呃，每作则举身跳动，昏冒不知人。其形气俱实，乃痰因怒郁，气不得降，非吐不可。遂以人参芦半两，逆流水一盏半，煎一大碗饮之，大吐顽痰数碗，大汗昏睡，一日而安。

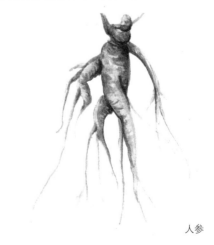

人参

黄耆

《本经》上品

■释名 黄芪、戴糁、戴椹。〔时珍曰〕耆，长也。黄耆色黄，为补药之长，故名。今俗通作黄芪。

■集解 〔时珍曰〕黄芪叶似槐叶而微尖小，又似蒺藜叶而微阔大，青白色。开黄紫花，大如槐花。结小尖角，长寸许。根长二三尺，以紧实如箭竿者为良。嫩苗亦可煤淘茹食。

根

【气味】甘，微温，无毒。

【主治】痈疽久败疮，排脓止痛，大风癞疾，五痔鼠瘘，补虚，小儿百病。（《本经》）

妇人子脏风邪气，逐五脏间恶血，补丈夫虚损，五劳羸瘦，止渴，腹痛泄痢，益气，利阴气。（《别录》）

主虚喘，肾衰耳聋，疗寒热，治发背，内补。（甄权）

助气壮筋骨，长肉补血，破症癖，

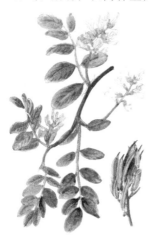

黄耆

瘰疬瘿赘，肠风血崩，带下赤白痢，产前后一切病，月候不匀，痰嗽，头风热毒赤目。（《日华》）

治虚劳自汗，补肺气，泻肺火心火，实皮毛，益胃气，去肌热及诸经之痛。（元素）

主太阴疟疾，阳维为病苦寒热，督脉为病逆气里急。（好古）

【发明】〔元素曰〕黄芪甘温纯阳，其用有五：补诸虚不足，一也；益元气，二也；壮脾胃，三也；去肌热，四也；排脓止痛，活血生血，内托阴疽，为疮家圣药，五也。

〔好古曰〕黄芪治气虚盗汗，并自汗及肤痛，是皮表之药；治咯血，柔脾胃，是中州之药；治伤寒尺脉不至，补肾脏元气，是里药，乃上中下内外三焦之药也。

〔嘉谟曰〕人参补中，黄芪实表。凡内伤脾胃，发热恶寒，吐泄怠卧，胀满痞塞，神短脉微者，当以人参为君，黄芪为臣；若表虚自汗亡阳，溃疡痘疹阴疮者，当以黄芪为君，人参为臣，不可执一也。

【主治】疗渴及筋挛，痈肿疽疮。（《别录》）

附方

小便不通。绵黄耆二钱，水二盏，煎一盏，温服。小儿减半。（《总微论》）

甘草

《本经》上品

释名 蜜甘、国老。〔弘景曰〕国老即帝师之称，虽非君而为君所宗，是以能安和草石而解诸毒也。〔甄权曰〕诸药中甘草为君，治七十二种乳石毒，解一千二百般草木毒，调和众药有功，故有国老之号。

集解 〔李时珍曰〕按沈括《笔谈》云：《本草》注引《尔雅》蘦大苦之注为甘草者，非矣。郭璞之注，乃黄药也，其味极苦，故谓之大苦，非甘草也。甘草枝叶悉如槐，高五六尺，但叶端微尖而糙涩，似有白毛，结角如相思角，作一本生，至熟时角拆，子扁如小豆，极坚，齿啮不破，今出河东西界。寇氏《衍义》亦取此说，而不言大苦非甘草也。以理度之，郭说形状殊不相类，沈说近之。今人惟以大径寸而结紧断纹者为佳，谓之粉草。其轻虚细小者，皆不及之。刘绩《霏雪录》言安南甘草大者如柱，土人以架屋，不识果然否也？

【气味】甘，平，无毒。

【主治】五脏六腑寒热邪气，坚筋骨，长肌肉，倍气力，金疮䐜，解毒。久服轻身延年。（《本经》）

温中下气，烦满短气，伤脏咳嗽，止渴，通经脉，利血气，解百药毒，为九土之精，安和七十二种石，一千二百种草。（《别录》）

主腹中冷痛，治惊痫，除腹胀满，补益五脏，肾气内伤，令人阴不痿，主妇人血沥腰痛，凡虚而多热者加用之。（甄权）

安魂定魄，补五劳七伤，一切虚损，惊悸烦闷健忘，通九窍，利百脉，益精养气，壮筋骨。（《大明》）

生用泻火热，熟用散表寒，去咽痛，除邪热，缓正气，养阴血，补脾胃，润肺。（李杲）

吐肺痿之脓血，消五发之疮疽。（好古）

解小儿胎毒惊痫，降火止痛。（时珍）

【主治】生用治胸中积热，去茎中痛，加酒煮玄胡索、苦楝子尤妙。（元素）

【主治】生用能行足厥阴、阳明二经污浊之血，消肿导毒。（震亨）

主痈肿，宜入吐药。（时珍）

【发明】〔震亨曰〕甘草味甘，大缓诸火，黄中通理，厚德载物之君子也。欲达下焦，须用梢子。

〔杲曰〕甘草气薄味厚，可升可降，阴中阳也。阳不足者，补之以甘。甘温能除大热，故生用则气平，补脾胃不足而大泻心火；炙之则气温，补三焦元气而散表寒，除邪热，去咽痛，缓正气，养阴血。凡心火乘脾，腹中急痛，腹皮急缩者，宜倍用之。其性能缓急，而又协和诸药，使之不争。故热药得之缓其热，寒药得之缓其寒，寒热相杂者用之得其平。

〔时珍曰〕甘草外赤中黄，色兼坤离；味浓气薄，资全土德。协和群品，有元老之功；普治百邪，得王道之化。

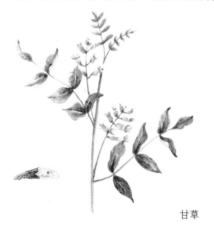

甘草

赞帝力而人不知，敛神功而己不与，可谓药中之良相也。然中满、呕吐、酒客之病，不喜其甘；而大戟、芫花、甘遂、海藻，与之相反。是亦迂缓不可以救昏昧，而君子尝见嫉于宵人之意欤？

〔颂曰〕按孙思邈《千金方》论云：甘草解百药毒，如汤沃雪。有中乌头、巴豆毒，甘草入腹即定，验如反掌。方称大豆汁解百药毒，予每试之不效，加入甘草为甘豆汤，其验乃奇也。又葛洪《肘后备急方》云：席辩刺史尝言，岭南俚人解蛊毒药，并是常用之物，畏人得其法，乃言三百头牛药，或言三百两银药。久与亲狎，乃得其详。凡饮食时，先取炙熟甘草一寸，嚼之咽汁，若中毒随即吐出。仍以炙甘草三两，生姜四两，水六升，煮二升，日三服。或用都淋藤、黄藤二物，酒煎温常服，则毒随大小溲出。又常带甘草数寸，随身备急。若经含甘草而食物不吐者，非毒物也。

伤寒咽痛（少阴证）。甘草汤主之。用甘草二两（蜜水炙），水二升，煮一升半，服五合，日二服。（张仲景《伤寒论》）

肺热喉痛（有痰热者）。甘草（炒）二两，桔梗（米泔浸一夜）一两，每服五钱，水一钟半，入阿胶半片，煎服。（钱乙《直诀》）

肺痿多涎。肺痿吐涎沫，头眩，小便数而不咳者，肺中冷也。甘草干姜汤

温之。甘草（炙）四两，干姜（炮）二两，水三升，煮一升五合，分服。（张仲景《金匮要略》）

肺痿久嗽（涕唾多，骨节烦闷，寒热）。以甘草三两（炙），捣为末。每日取小便三合，调甘草末一钱，服之。（《广利方》）

小儿热嗽。甘草二两，猪胆汁浸五宿，炙研末，蜜丸绿豆大，食后薄荷汤下十丸。名凉膈丸。（《圣惠方》）

初生便闭。甘草、枳壳（煨）各一钱，水半盏煎服。（《全幼心鉴》）

小儿遗尿。大甘草头煎汤，夜夜服之。（危氏《得效方》）

小儿羸瘦。甘草三两，炙焦为末，蜜丸绿豆大。每温水下五丸，日二服。（《金匮玉函》）

大人羸瘦。甘草三两（炙），每旦以小便煮三四沸，顿服之，良。（《外台秘要》）

阴头生疮。蜜煎甘草末，频频涂之神效。（《千金方》）

补骨脂

宋《开宝》

释名 破故纸、婆固脂、胡韭子。〔时珍曰〕补骨脂言其功也。胡人呼为婆固脂，而俗讹为破故纸也。

集解 〔《大明》曰〕徐表《南州记》云：是胡韭子也。南番者色赤，广南者色绿，入药微炒用。

【气味】辛，大温，无毒。

【主治】五劳七伤，风虚冷，骨髓伤败，肾冷精流，及妇人血气堕胎。（《开宝》）

男子腰疼，膝冷囊湿，逐诸冷痹顽，止小便，腹中冷。（甄权）

兴阳事，明耳目。（《大明》）

治肾泄，通命门，暖丹田，敛精神。（时珍）

【发明】〔颂曰〕破故纸今人多以胡

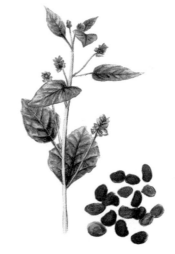

补骨脂

桃合服，此法出于唐郑相国。自叙云：予为南海节度，年七十有五。越地卑湿，伤于内外，众疾俱作，阳气衰绝，服乳石补药，百端不应。元和七年，有诃陵国舶主李摩诃，知予病状，遂传此方并药。予初疑而未服，摩诃稽首固请，遂服之。经七八日而觉应验，自尔常服，其功神效。十年二月，罢郡归京，录方传之。用破故纸十两，净择去皮，洗过曝，捣筛令细。胡桃瓤二十两，汤浸去皮，细研如泥，更以好蜜和，令如饴糖，瓷器盛之。旦日以暖酒二合，调药一匙服之，便以饭压。如不饮酒人，以暖热水调之，弥久则延年益气，悦心明目，补添筋骨。但禁芸薹、羊血，余无所忌。此物本自外番随海舶而来，非中华所有。番人呼为补骨脂，语讹为破故纸也。王绍颜《续传信方》，载其事颇详，故录之。

〔时珍曰〕此方亦可作丸，温酒服之。按白飞霞《方外奇方》云：破故纸属火，收敛神明，能使心包之火与命门之火相通。故元阳坚固，骨髓充实，涩以治脱也。胡桃属木，润燥养血。血属阴，恶燥。故油以润之。佐破故纸，有木火相生之妙。故语云：破故纸无胡桃，犹水母之无虾也。

附方

牙痛日久（肾虚也）。补骨脂二两，青盐半两，炒研擦之。（《御药院方》）

仙茅

宋《开宝》

释名 独茅、茅爪子、婆罗门参。〔珣曰〕其叶似茅，久服轻身，故名仙茅。

集解 〔时珍曰〕处处大山中有之。人惟取梅岭者用，而会典成都岁贡仙茅二十一斤。

 根

【气味】辛，温，有毒。

【主治】心腹冷气不能食，腰脚风冷挛痹不能行，丈夫虚劳，老人失溺无子，益阳道。久服通神强记，助筋骨，益肌肤，长精神，明目。（《开宝》）

治一切风气，补暖腰脚，清安五脏。久服轻身，益颜色。丈夫五劳七伤，明耳目，填骨髓。（李珣）

开胃消食下气，益房事不倦。（《大明》）

【发明】〔颂曰〕五代唐筠州刺史王颜著《续传信方》，因国书编录西域婆罗门僧服仙茅方，当时盛行。云五劳七伤，明目益筋力，宣而复补。云十斤乳石不及一斤仙茅，表其功力也。本西域道人所传。开元元年婆罗门僧进此药，明皇服之有效，当时禁方不传。天宝之乱，方书流散，上都僧不空三藏始得此方，传与司徒李勉、尚书路嗣供、给事齐杭、仆射张建封服之，皆得力。路公久服金石无效，得此药，其益百倍。齐给事守缙云曰，少气力，风疹继作，服之遂愈。八九月采得，竹刀刮去黑皮，切如豆粒，米泔浸两宿，阴干捣筛，熟蜜丸梧子大，每旦空心酒饮任便下二十丸。忌铁器，禁食牛乳及黑牛肉，大减药力。

〔机曰〕五台山有仙茅，患大风者，服之多瘥。

〔时珍曰〕按许真君书云：仙茅久服长生。其味甘能养肉，辛能养节，苦能养气，咸能养骨，滑能养肤，酸能养筋，宜和苦酒服之，必效也。又范成大《虞衡志》云：广西英州多仙茅，其羊食之，举体悉化为筋，不复有血肉，食之补人，名乳羊。沈括《笔谈》云：夏文庄公禀赋异于人，但睡则身冷如逝者，既觉须令人温之，良久乃能动。常服仙茅、钟乳、硫黄，莫知纪极。观此则仙茅盖亦性热，补三焦命门之药也，惟阳弱精寒、禀赋素怯者宜之。若体壮相火炽盛者服之，反能动火。按张杲《医说》云：一人中仙茅毒，舌胀出口，渐大与肩齐。因以小刀劙之，随破随合，劙至百数，始有血一点出，曰可救矣。煮大黄、朴

硝与服，以药掺之，应时消缩。此皆火盛性淫之人过服之害也。弘治间，东海张弼梅岭仙茅诗，有使君昨日才持去，今日人来乞墓铭之句。皆不知服食之理，惟借药纵恣以速其生者，于仙茅何尤？

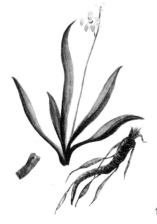

仙茅

附方

仙茅丸。壮筋骨，益精神，明目，黑髭须。仙茅二斤，糯米泔浸五日，去赤水，夏月浸三日，铜刀刮剉阴干，取一斤；苍术二斤，米泔浸五日，刮皮焙干，取一斤；枸杞子一斤；车前子十二两；白茯苓（去皮）、茴香（炒）、柏子仁（去壳）各八两；生地黄（焙）、熟地黄（焙）各四两；为末，酒煮糊丸如梧子大。每服五十丸，食前温酒下，日二服。（《圣济总录》）

定喘下气（补心肾）。神秘散：用白仙茅半两，米泔浸三宿，晒炒；团参二钱半；阿胶一两半，炒；鸡膍胵一两，烧；为末。每服二钱，糯米饮空心下，日二。（《三因方》）

巴戟天

释名 不凋草、三蔓草。〔时珍曰〕名义殊不可晓。

集解 〔《别录》曰〕巴戟天生巴郡及下邳山谷，二月、八月采根阴干。

〔弘景曰〕今亦用建平、宜都者，根状如牡丹而细，外赤内黑，用之打去心。

〔恭曰〕其苗俗名三蔓草。叶似茗，经冬不枯。根如连珠，宿根青色，嫩根白紫，用之亦同，以连珠多肉厚者为胜。

〔《大明》曰〕紫色如小念珠，有小孔子，坚硬难捣。

〔宗奭曰〕巴戟天本有心，干缩时偶自落，或抽去，故中心或空，非自有小孔也。今人欲要中间紫色，则多伪以大豆汁沃之，不可不察。

〔颂曰〕今江淮、河东州郡亦有，但不及蜀州者佳，多生山林内。内地生者，叶似麦门冬而厚大，至秋结实。今方家多以紫色为良。蜀人云：都无紫色者。采时或用黑豆同煮，欲其色紫，殊失气味，尤宜辨之。又有一种山菲根，正似巴戟，但色白。土人采得，以醋水煮之，乃以杂巴戟，莫能辨也。但击破视之，中紫而鲜洁者，伪也；其中虽紫，又有微白，掺有粉色，而理小暗者，真也。真巴戟嫩时亦白，干时亦煮治使紫，力劣弱耳。

根

【气味】辛、甘，微温，无毒。

【主治】大风邪气，阴痿不起，强筋骨，安五脏，补中增志益气。(《本经》)

疗头面游风，小腹及阴中相引痛，补五劳，益精，利男子。(《别录》)

治男子夜梦鬼交精泄，强阴下气，治风癞。（甄权）

【发明】〔好古曰〕巴戟天，肾经血分药也。

〔权曰〕病人虚损，加而用之。

〔宗奭曰〕有人嗜酒，日须五、七杯，后患脚气甚危。或教以巴戟半两，

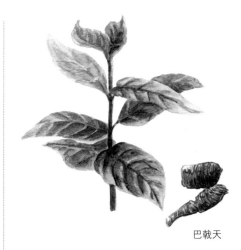

巴戟天

糯米同炒，米微转色，去米不用，大黄一两，剉炒，同为末，熟蜜丸，温水服五、七十丸，仍禁酒，遂愈。

蛤蚧

宋《开宝》

释名 蛤蟹、仙蟾。〔时珍曰〕蛤蚧因声而名，仙蟾因形而名。

集解 〔时珍曰〕顾玠《海槎录》云：广西横州甚多蛤蚧，牝牡上下相呼，累日，情洽乃交，两相抱负，自堕于地。人往捕之，亦不知觉，以手分劈，虽死不开。乃用熟稿草细缠，蒸过曝干售之，炼为房中之药甚效。寻常捕者，不论牝牡，但可为杂药及兽医方中之用耳。

【气味】咸，平，有小毒。

【主治】补肺气，益精血，定喘止嗽，疗肺痈消渴，助阳道。（时珍）

【发明】〔时珍曰〕昔人言补可去弱，人参羊肉之属。蛤蚧补肺气，定喘止渴，功同人参；益阴血，助精扶羸，功同羊肉。近世治劳损痿弱，许叔微治消渴，皆用之，俱取其滋补也。

附方

喘嗽面浮（并四肢浮者）。蛤蚧一雌一雄（头尾全者，法酒和蜜涂之，炙熟），紫团人参（似人形者）半两，为末，化蜡四两，和作六饼。每煮糯米薄粥一盏，投入一饼搅化，细细热呷之。（《普济》）

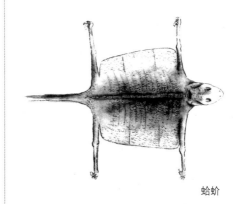

蛤蚧

菟丝子

《本经》上品

释名 菟缕、菟累、菟芦、火焰草、野狐丝、金线草。〔时珍曰〕毛诗注：女萝即菟丝。《吴普本草》：菟丝一名松萝。陆佃言：在木为女萝，在草为菟丝，二物殊别，皆由《尔雅》释《诗》误以为一物故也。

集解 〔《别录》曰〕菟丝子生朝鲜川泽田野，蔓延草木之上。九月采实，暴干。色黄而细者为赤网，色浅而大者为菟累。功用并同。

〔弘景曰〕田野墟落中甚多，皆浮生蓝、纻、麻、蒿上。其实仙经、俗方并以为补药，须酒浸一宿用，宜丸不宜煮。

〔《大明》曰〕苗茎似黄丝，无根株，多附田中，草被缠死，或生一叶，开花结子不分明，子如碎黍米粒，八月、九月以前采之。

〔时珍曰〕按宁献王《庚辛玉册》云：火焰草即菟丝子，阳草也。多生荒园古道。其子入地，初生有根，及长延草物，其根自断。无叶有花，白色微红，香亦袭人。结实如秕豆而细，色黄，生于梗上尤佳，惟怀孟林中多有之，入药更良。

子

【气味】辛、甘，平，无毒。

【主治】续绝伤，补不足，益气力，肥健人。（《本经》）

养肌强阴，坚筋骨，主茎中寒，精自出，溺有余沥，口苦燥渴，寒血为积。久服明目轻身延年。（《别录》）

补五劳七伤，治鬼交泄精，尿血，

附方

消渴不止。菟丝子煎汁，任意饮之，以止为度。（《事林广记》）

阳气虚损。用菟丝子、熟地黄等分，为末，酒糊丸梧子大。每服五十丸。气虚，人参汤下；气逆，沉香汤下。（《简便方》）

白浊遗精。菟丝子五两，白茯苓三两，石莲肉二两，为末，酒糊丸梧子大。每服三五十丸，空心盐汤下。（《和剂局方》）

小便淋沥。菟丝子煮汁饮。（《范汪方》）

腰膝疼痛或顽麻无力。菟丝子洗一两，牛膝一两，同入银器内，酒浸过一寸，五日，暴干为末，将原酒煮糊丸梧子大。每空心酒服三二十丸。（《经验方》）

肝伤目暗。菟丝子三两，酒浸三日，暴干为末，鸡子白和丸梧子大。空心温酒下三十丸。（《圣惠方》）

谷道赤痛。菟丝子熬黄黑，为末，鸡子白和涂之。（《肘后方》）

润心肺。（《大明》）

【发明】〔敩曰〕菟丝子禀中和凝正阳之气，一茎从树感枝而成，从中春上阳结实，故偏补人卫气，助人筋脉。

〔颂曰〕《抱朴子》仙方单服法：取实一斗，酒一斗浸，曝干再浸又曝，令酒尽乃止，捣筛。每酒服二钱，日二服。此药治腰膝去风，兼能明目。久服令人光泽，老变为少。

苗

【气味】甘，平，无毒。

【主治】挼碎煎汤，浴小儿，疗热痱。（弘景）

附方

面疮粉刺。菟丝子苗，绞汁涂之，不过三上。（《肘后方》）

小儿头疮。菟丝苗，煮汤频洗之。（《子母秘录》）

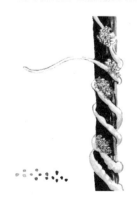

菟丝子

肉苁蓉

释名 肉松容。〔时珍曰〕此物补而不峻，故有从容之号。

集解 〔弘景曰〕代郡雁门属并州，多马处便有之，言是野马精落地所生。生时似肉，以作羊肉羹补虚乏极佳，亦可生啖，河南间至多。今第一出陇西，形扁广，柔润多花而味甘。次出北国者，形短而少花。巴东建平间亦有，而不嘉也。

【气味】甘，微温，无毒。

【主治】五劳七伤，补中，除茎中寒热痛，养五脏，强阴，益精气，多子，妇人症瘕，久服轻身。(《本经》)

除膀胱邪气腰痛，止痢。(《别录》)

益髓，悦颜色，延年，大补壮阳，日御过倍，治女人血崩。(甄权)

男子绝阳不兴，女子绝阴不产，润五脏，长肌肉，暖腰膝，男子泄精，尿血遗沥，女子带下阴痛。(《大明》)

【发明】〔好古曰〕命门相火不足者，以此补之，乃肾经血分药也。凡服苁蓉以治肾，必妨心。

〔震亨曰〕峻补精血。骤用，反动大便滑也。

〔斅曰〕强筋健髓，以苁蓉、鳝鱼二味为末，黄精汁丸服之，力可十倍。此说出《乾宁记》。

〔颂曰〕西人多用作食。只刮去鳞甲，以酒浸洗去黑汁，薄切，合山芋、羊肉作羹，极美好，益人，胜服补药。

〔宗奭曰〕洗去黑汁，气味皆尽矣。然嫩者方可作羹，老者味苦。入药少则不效。

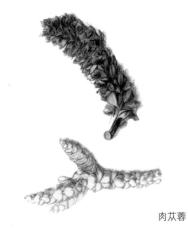

肉苁蓉

附方

补益劳伤（精败面黑）。用苁蓉四两，水煮令烂，薄细切，研精羊肉，分为四度，下五味，以米煮粥空心食。(《药性论》)

肾虚白浊。肉苁蓉、鹿茸、山药、白茯苓等分，为末，米糊丸梧子大，每枣汤下三十丸。(《圣济总录》)

汗多便秘（老人虚人皆可用）。肉苁蓉（酒浸，焙）二两，研沉香末一两，为末，麻子仁汁打糊，丸梧子大。每服七十丸，白汤下。(《济生方》)

破伤风病（口禁身强）。肉苁蓉切片晒干，用一小盏，底上穿定，烧烟于疮上熏之，累效。(《卫生总微》)

杜仲

《本经》上品

释名 思仲、思仙、木绵、檰。〔时珍曰〕昔有杜仲服此得道，因以名之。

集解 〔《别录》曰〕杜仲生上虞山谷及上党、汉中。二月、五月、六月、九月采皮。

皮

【气味】辛，平，无毒。

【主治】腰膝痛，补中益精气，坚筋骨，强志，除阴下痒湿，小便余沥。久服，轻身耐老。(《本经》)

【发明】〔时珍曰〕杜仲，古方只知滋肾，惟王好古言是肝经气分药，润肝燥，补肝虚，发昔人所未发也。盖肝主筋，肾主骨。肾充则骨强，肝充则筋健。屈伸利用，皆属于筋。杜仲色紫而润，味甘微辛，其气温平。甘温难补，微辛能润。故能入肝而补肾，子能令母实也。

附方

肾虚腰痛。用杜仲(去皮，炙黄)一大斤，分作十剂。每夜取一剂，以水一大升，浸至五更，煎三分减一，取汁，以羊肾三四枚切下，再煮三五沸，如作羹法，和以椒、盐，空腹顿服。(崔元亮《海上集验方》)

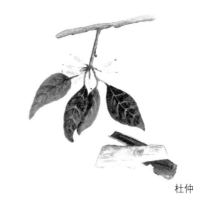

杜仲

当归

《本经》中品

释名 乾归、山蕲、白蕲。〔颂曰〕按《尔雅》：薜，山蕲。又云：薜，白蕲。薜音百。蕲即古芹字。
〔时珍曰〕当归本非芹类，特以花叶似芹，故得芹名。古人娶妻为嗣续也，当归调血为女人要药，有思夫之意，故有当归之名。

集解 〔时珍曰〕今陕、蜀、秦州、汶州诸处人多栽莳为货。以秦归头圆尾多色紫气香肥润者，名马尾归，最胜他处；头大尾粗色白坚枯者，为镵头归，止宜入发散药尔。

根

【气味】甘，温，无毒。

【主治】咳逆上气，温疟寒热，洗洗在皮肤中，妇人漏下绝子，诸恶疮疡金疮，煮汁饮之。（《本经》）

温中止痛，除客血内塞，中风痓汗不出，湿痹中恶，客气虚冷，补五脏，生肌肉。（《别录》）

止呕逆，虚劳寒热，下痢腹痛齿痛，女人沥血腰痛，崩中，补诸不足。（甄权）

治一切风、一切气，补一切劳，破恶血，养新血，及症癖，肠胃冷。（《大明》）

治头痛，心腹诸痛，润肠胃筋骨皮肤，治痈疽，排脓止痛，和血补血。（时珍）

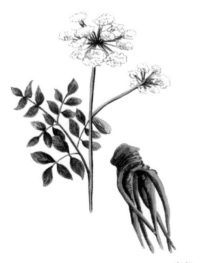

当归

主痿躄嗜卧，足下热而痛。冲脉为病，气逆里急。带脉为病，腹痛，腰溶溶如坐水中。（好古）

【发明】〔权曰〕患人虚冷者，加而用之。

〔承曰〕世俗多谓惟能治血，而《金匮》《外台》《千金》诸方皆为大补不足、决取立效之药。古方用治妇人产后恶血上冲，取效无急于此。凡气血昏乱者，服之即定。可以补虚，备产后要药也。

〔宗奭曰〕《药性论》补女子诸不足一说，尽当归之用矣。

〔成无己曰〕脉者，血之府，诸血皆属心。凡通脉者，必先补心益血。故张仲景治手足厥寒、脉细欲绝者，用当归之苦温以助心血。

〔元素曰〕其用有三：一心经本药，二和血，三治诸病夜甚。凡血受病，必须用之。血壅而不流则痛，当归之甘温能和血，辛温能散内寒，苦温能助心散寒，使气血各有所归。

附方

小便出血。当归四两（剉），酒三升，煮取一升，顿服。（《肘后方》）

妇人百病（诸虚不足者）。当归四两，地黄二两，为末，蜜丸梧子大。每食前，米饮下十五丸。（《太医支法存方》）

阿胶

《本经》上品

释名 傅致胶。〔弘景曰〕出东阿，故名阿胶。

集解 〔时珍曰〕凡造诸胶，自十月至二、三月间，用牸牛、水牛、驴皮者为上，猪、马、骡、驼皮者次之，其旧皮、鞋、履等物者为下。俱取生皮，水浸四五日，洗刮极净。熬煮，时时搅之，恒添水。至烂，滤汁再熬成胶，倾盆内待凝，近盆底者名垄胶，煎胶水以咸苦者为妙。大抵古方所用多是牛皮，后世乃贵驴皮。

【气味】 甘，平，无毒。

【主治】 心腹内崩，劳极洒洒（音藓）。如疟状，腰腹痛，四肢酸痛，女子下血，安胎。久服，轻身益气。（《本经》）

丈夫小腹痛，虚劳羸瘦，阴气不足，脚酸不能久立，养肝气。（《别录》）

男女一切风病，骨节疼痛，水气浮肿，虚劳咳嗽喘急，肺痿唾脓血，及痈疽肿毒。和血滋阴，除风润燥，化痰清肺，利小便，调大肠，圣药也。（时珍）

【发明】 〔藏器曰〕诸胶皆主风、止泄、补虚，而驴皮主风为最。

〔宗奭曰〕驴皮煎胶，取其发散皮肤之外也。用乌者，取乌色属水，以制热则生风之义，如乌蛇、乌鸦、乌鸡之类皆然。

〔时珍曰〕阿胶大要只是补血与液，故能清肺益阴而治诸证。按陈自明云：补虚用牛皮胶，去风用驴皮胶。成无己云：阴不足者补之以味，阿胶之甘以补阴血。

〔杨士瀛云〕凡治喘嗽，不论肺虚肺实，可下可温，须用阿胶以安肺润肺。其性和平，为肺经要药。小儿惊风后瞳

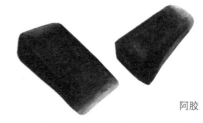

阿胶

人不正者，以阿胶倍人参煎服最良。阿胶育神，人参益气也。又痢疾多因伤暑伏热而成，阿胶乃大肠之要药。有热毒留滞者，则能疏导；无热毒留滞者，则能平安。数说足以发明阿胶之蕴矣。

附方

老人虚秘。阿胶（炒）二钱，葱白三根，水煎化，入蜜二匙，温服。

月水不调。阿胶一钱，蛤粉炒成珠，研末，热酒服即安。一方入辰砂末半钱。

月水不止。阿胶炒焦为末，酒服二钱。（《秘韫》）

妊娠尿血。阿胶炒黄为末，食前粥饮下二钱。（《圣惠》）

妊娠胎动。用阿胶（炙研）二两，香豉一升，葱一升，水三升，煮取一升，入胶化服。（《删繁》）

龙眼

《别录》中品

释名 龙目、圆眼、益智。〔时珍曰〕龙眼、龙目，象形也。

集解 〔时珍曰〕龙眼正圆，《别录》、苏恭比之槟榔，殊不类也。其木性畏寒，白露后方可采摘，晒焙令干，成朵干者名龙眼锦。

【气味】 甘，平，无毒。

【主治】 五脏邪气，安志厌食。除蛊毒，去三虫。久服强魂聪明，轻身不老，通神明。（《别录》）

开胃益脾，补虚长智。（时珍）

【发明】〔时珍曰〕食品以荔枝为贵，而资益则龙眼为良。盖荔枝性热，而龙

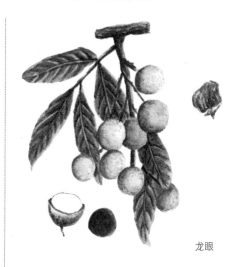

龙眼

眼性和平也。（严用和《济生方》）

【主治】 胡臭。六枚，同胡椒二七枚研，遇汗出即擦之。（时珍）

附方

归脾汤。治思虑过度，劳伤心脾，健忘怔忡，虚烦不眠，自汗惊悸。用龙眼肉、酸枣仁（炒）、黄芪（炙）、白术（焙）、茯神各一两，木香半两，炙甘草二钱半，㕮咀。每服五钱，姜三片，枣一枚，水二钟，煎一钟。温服。（《济生方》）

石斛

《别录》上品

释名 石蓫、金钗、禁生、林兰、杜兰。〔时珍曰〕石斛名义未详。其茎状如金钗之股，故古有金钗石斛之称。今蜀人栽之，呼为金钗花。盛弘之《荆州记》云，耒阳龙石山多石斛，精好如金钗，是矣。林兰、杜兰，与木部木兰同名，恐误。

集解〔《别录》曰〕石斛生六安山谷水旁石上。七月、八月采茎，阴干。

〔弘景曰〕今用石斛，出始兴。生石上，细实，以桑灰汤沃之，色如金，形如蚱蜢髀者佳。近道亦有，次于宣城者。其生栎木上者，名木斛。其茎至虚，长大而色浅。不入丸散，惟可为酒渍煮之用。俗方最以补虚，疗脚膝。

〔时珍曰〕石斛丛生石上。其根纠结甚繁，干则白软。其茎叶生皆青色，干则黄色。开红花。节上自生根须。人亦折下，以砂石栽之，或以物盛挂屋下，频浇以水，经年不死，俗称为千年润。石斛短而中实，木斛长而中虚，甚易分别。处处有之，以蜀中者为胜。

【气味】甘，平，无毒。

【主治】伤中，除痹下气，补五脏虚劳羸瘦，强阴益精。久服，厚肠胃。（《本经》）

补内绝不足，平胃气，长肌肉，逐皮肤邪热痱气，脚膝疼冷痹弱，定志除惊。轻身延年。（《别录》）

益气除热，治男子腰脚软弱，健阳，逐皮肌风痹，骨中久冷，补肾益力。（权）

壮筋骨，暖水脏，益智清气。（《日华》）

治发热自汗，痈疽排脓内塞。（时珍）

【发明】〔时珍曰〕石斛气平，味甘、淡、微咸，阴中之阳，降也。乃足太阴脾、足少阴右肾之药。深师云：囊湿精少，小便余沥者，宜加之。一法：每以二钱入生姜一片，水煎代茶饮，甚清肺补脾也。

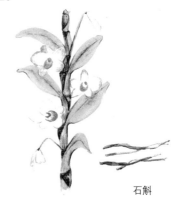

石斛

附方

飞虫入耳。石斛数条，去根如筒子，一边纴入耳中，四畔以蜡封闭，用火烧石斛，尽则止。熏右耳，则虫从左出。未出更作。（《圣济》）

百合

《本经》中品

释名强瞿、蒜脑薯。〔时珍曰〕百合之根，以众瓣合成也。或云专治百合病故名，亦通。

集解〔时珍曰〕百合一茎直上，四向生叶。叶似短竹叶，不似柳叶。五六月茎端开大白花，长五寸，六出，红蕊四垂向下，色亦不红。红者叶似柳，乃山丹也。

【气味】甘，平，无毒。

【主治】邪气腹胀心痛，利大小便，补中益气。(《本经》)

除浮肿胪胀，痞满寒热，通身疼痛，及乳难喉痹，止涕泪。(《别录》)

安心定胆益志，养五脏，治颠邪狂叫惊悸，产后血狂运，杀蛊毒气，胁痈乳痈发背诸疮肿。(《大明》)

温肺止嗽。(元素)

【发明】〔颂曰〕张仲景治百合病，有百合知母汤、百合滑石代赭汤、百合鸡子汤、百合地黄汤，凡四方。病名百合而用百合治之，不识其义。

〔颖曰〕百合新者，可蒸可煮，和肉更佳；干者作粉食，最益人。

〔时珍曰〕按王维诗云：冥搜到百合，真使当重肉。果堪止泪无，欲纵望江目。盖取本草百合止涕泪之说。

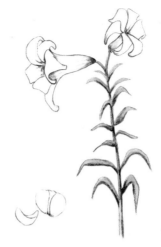

百合

附方

肺脏壅热（烦闷咳嗽者）。新百合四两，蜜和蒸软，时时含一片，吞津。(《圣惠方》)

肺病吐血。新百合捣汁，和水饮之。亦可煮食。(《卫生易简》)

耳聋耳痛。干百合为末，温水服二钱，日二服。(《千金方》)

【主治】小儿天泡湿疮，暴干研末，菜子油涂，良。(时珍)

【主治】酒炒微赤，研末汤服，治肠风下血。(思邈)

女贞

《本经》上品

■ 释名 贞木、冬青、蜡树。〔时珍曰〕此木凌冬青翠，有贞守之操，故以贞女状之。

■ 集解 〔时珍曰〕女贞、冬青、枸骨，三树也。女贞即今俗呼蜡树者，冬青即今俗呼冻青树者，枸骨即今俗呼猫儿刺者。东人因女贞茂盛，亦呼为冬青，与冬青同名异物，盖一类二种尔。

【气味】苦，平，无毒。

【主治】补中，安五脏，养精神，除百病。久服，肥健轻身不老。(《本经》)

强阴，健腰膝，变白发，明目。(时珍)

【发明】〔时珍曰〕女贞实乃上品无毒妙药，而古方罕知用者，何哉？《典术》云：女贞木乃少阴之精，故冬不落叶。观此，则其益肾之功，尤可推矣。

附方

虚损百病。久服发白再黑，返老还童。用女贞实(十月上巳日收，阴干，用时以酒浸一日，蒸透晒干)一斤四两，旱莲草(五月收，阴干)十两，为末；桑葚子(三月收，阴干)十两，为末，炼蜜丸如梧子大。每服七八十丸，淡盐汤下。若四月收桑葚捣汁和药，七月收旱莲捣汁和药，即不用蜜矣。(《简便方》)

风热赤眼。冬青子不以多少，捣汁熬膏，净瓶收固，埋地中七日。每用点眼。(《济急仙方》)

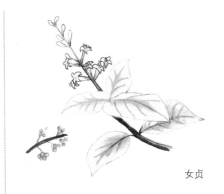

女贞

【气味】微苦，平，无毒。

【主治】除风散血，消肿定痛，治头目昏痛。诸恶疮肿，脯疮溃烂久者，以水煮乘热贴之，频频换易，米醋煮亦可。口舌生疮，舌肿胀出，捣汁含浸吐涎。(时珍)

附方

风热赤眼。《普济方》：用冬青叶五斗捣汁，浸新砖数片，五日掘坑，架砖于内盖之，日久生霜，刮下，入脑子少许，点之。《简便方》：用雅州黄连二两，冬青叶四两，水浸三日夜，熬成膏收，点眼。

收涩药

本草纲目

在中医药理论中，凡以收敛固涩为主要功用，用来治疗各种滑脱病证的药物称为收涩药，又叫作固涩药。收涩药大多味酸涩，性温平，主入脾、肺、肾、大肠经，分别具有止汗固表、敛肺肠、缩尿、止带、收敛止血等功效。中医科学研究表明，收涩药物主要具有抑制腺体分泌、收敛、止泻、抗菌作用。

适用于久病体虚、正气不固的自汗、盗汗，遗精、滑精，尿频、遗尿，久泻、久痢，久咳虚喘，以及崩带不止等滑脱不禁的病证。

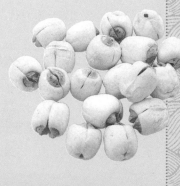

五味子

《本经》上品

释名 玄及、会及。〔恭曰〕五味，皮肉甘、酸，核中辛、苦，都有咸味，此则五味具也。

集解 〔《别录》曰〕五味子生齐山山谷及代郡。八月采实，阴干。

〔颂曰〕今河东、陕西州郡尤多，杭越间亦有之。春初生苗，引赤蔓于高木，其长六七尺。叶尖圆似杏叶。三四月开黄白花，类莲花状。七月成实，丛生茎端，如豌豆许大，生青熟红紫，入药生曝，不去子。今有数种，大抵相近。雷敩言小颗皮皱泡者，有白扑盐霜一重，其味酸咸苦辛甘皆全者为真也。

〔时珍曰〕五味今有南北之分，南产者色红，北产者色黑，入滋补药必用北产者乃良。亦可取根种之，当年就旺；若二月种子，次年乃旺，须以架引之。

【气味】酸，温，无毒。

【主治】益气，咳逆上气，劳伤羸瘦，补不足，强阴，益男子精。（《本经》）

养五脏，除热，生阴中肌。（《别录》）

治中下气，止呕逆，补虚劳，令人体悦泽。（甄权）

明目，暖水脏，壮筋骨，治风消食，反胃霍乱转筋，痃癖奔豚冷气，消水肿心腹气胀，止渴，除烦热，解酒毒。（《大明》）

生津止渴，治泻痢，补元气不足，收耗散之气，瞳子散大。（李杲）

治喘咳燥嗽，壮水镇阳。（好古）

【发明】〔成无己曰〕肺欲收，急食酸以收之。芍药、五味之酸，以收逆气而安肺。

〔杲曰〕收肺气，补气不足，升也。酸以收逆气，肺寒气逆，则宜此与干姜同治之。又五味子收肺气，乃火热必用之药，故治嗽以之为君。但有外邪者不可骤用，恐闭其邪气，必先发散而后用之乃良。有痰者，以半夏为佐；喘者，阿胶为佐，但分两少不同耳。

〔宗奭曰〕今华州以西至秦多产之。方红熟时，彼人采得，蒸烂，研滤汁，熬成稀膏，量酸甘入蜜炼匀，待冷收器中。肺虚寒人，作汤时时饮之。作果可以寄远。《本经》言其性温，今食之多致

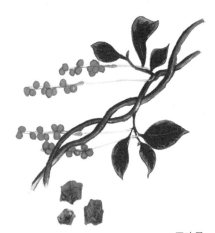

五味子

虚热，小儿益甚。《药性论》谓其除热气，《日华子》谓其暖水脏，除烦热，后学至此多惑。今既用治肺虚寒，则更不取其除热之说。

〔元素曰〕孙真人《千金月令》言：五月常服五味，以补五脏之气。遇夏月季夏之间，困乏无力，无气以动。与黄芪、麦门冬，少加黄蘗，煎汤服之。使人精神顿加，两足筋力涌出也。盖五味子之酸，辅人参，能泻丙火而补庚金，收敛耗散之气。

〔好古曰〕张仲景八味丸，用此补肾，亦兼述类象形也。

附方

久咳不止。《丹溪方》：用五味子五钱，甘草一钱半，五倍子、风化消各二钱，为末，干噙。《摄生方》：用五味子一两，真茶四钱，晒研为末。以甘草五钱煎膏，丸绿豆大。每服三十丸，沸汤下，数日即愈也。

痰嗽并喘。五味子、白矾等分，为末。每服三钱，以生猪肺炙熟，蘸末细嚼，白汤下。汉阳库兵黄六病此，百药不效。于岳阳遇一道人传此，两服，病遂不发。（《普济方》）

久咳肺胀。五味二两，粟壳（白饧炒过）半两，为末，白饧丸弹子大。每服一丸，水煎服。（《卫生家宝方》）

肉豆蔻

宋《开宝》

释名 肉果、迦拘勒。〔宗奭曰〕肉豆蔻对草豆蔻为名，去壳只用肉。肉油色者佳，枯白瘦虚者劣。〔时珍曰〕花实皆似豆蔻而无核，故名。

集解 〔藏器曰〕肉豆蔻生胡国，胡名迦拘勒。大舶来即有，中国无之。其形圆小，皮紫紧薄，中肉辛辣。

〔颂曰〕今岭南人家亦种之。春生苗，夏抽茎开花，结实似豆蔻，六月、七月采。

〔时珍曰〕肉豆蔻花及实状虽似草豆蔻，而皮肉之颗则不同。颗外有皱纹，而内有斑缬纹，如槟榔纹。最易生蛀，惟烘干密封，则稍可留。

 实

【气味】辛，温，无毒。

【主治】温中，消食止泄，治积冷心腹胀痛，霍乱中恶，鬼气冷痃，呕沫冷气，小儿乳霍。（《开宝》）

调中下气，开胃，解酒毒，消皮外络下气。（《大明》）

【发明】〔《大明》曰〕肉豆蔻调中下气，消皮外络下气，味珍，力更殊。

〔宗奭曰〕亦善下气，多服则泄气，

得中则和平其气。

〔震亨曰〕属金与土，为丸温中补脾。《日华子》称其下气，以脾得补而善运化，气自下也。非若陈皮、香附之快泄。寇氏不详其实，遂以为不可服也。

〔时珍曰〕土爱暖而喜芳香，故肉豆蔻之辛温，理脾胃而治吐利。

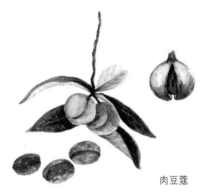

肉豆蔻

附方

暖胃除痰（进食消食）。肉豆蔻二个，半夏（姜汁炒）五钱，木香二钱半，为末，蒸饼丸芥子大，每食后津液下五丸、十丸。（《普济》）

霍乱吐利。肉豆蔻为末，姜汤服一钱。（《普济方》）

久泻不止。肉豆蔻（煨）一两，木香二钱半，为末，枣肉和丸，米饮服四五十丸。又方：肉豆蔻（煨）一两，熟附子七钱。为末糊丸。米饮服四五十丸。又方：肉豆蔻（煨）、粟壳（炙）等分，为末，醋糊丸，米饮服四五十丸。（并《百一选方》）

老人虚泻。肉豆蔻三钱（面裹煨熟，去面研），乳香一两，为末，陈米粉糊丸梧子大。每服五七十丸，米饮下。此乃常州侯教授所传方。（《瑞竹堂方》）

小儿泄泻。肉豆蔻五钱，乳香二钱半，生姜五片。同炒黑色，去姜，研为膏收，旋丸绿豆大。每量大小，米饮下。（《全幼心鉴》）

脾泄气痢。豆蔻一颗（米醋调面裹，煨令焦黄，和面研末），更以㯕子（炒研末）一两相和。又以陈廪米炒焦，为末和匀。每以二钱煎作饮，调前二味三钱，旦暮各一服，便瘥。（《续传信方》）

金樱子

《蜀本草》

释名 刺梨子、山石榴、山鸡头子。〔时珍曰〕金樱当作金罂，谓其子形如黄罂也。石榴、鸡头皆象形。又杜鹃花、小檗并名山石榴，非一物也。

集解 〔颂曰〕今南中州郡多有，而以江西、剑南、岭外者为胜。丛生郊野中，大类蔷薇，有刺。四月开白花。夏秋结实，亦有刺，黄赤色，形似小石榴，十一月、十二月采。江南、蜀中人熬作煎，酒服，云补治有殊效。宜州所供，云《本草》谓之营实。今校之，与营实殊别也。〔时珍曰〕山林间甚多。花最白腻，其实大如指头，状如石榴而长。其核细碎而有白毛，如营实之核而味甚涩。

子

【气味】酸，涩，平，无毒。

【主治】脾泄下痢，止小便利，涩精气。久服，令人耐寒轻身。(《蜀本》)

【发明】〔时珍曰〕无故而服之，以取快欲则不可。若精气不固者服之，何咎之有？

附方

补血益精。金樱子（即山石榴，去刺及子，焙）四两，缩砂二两，为末。炼蜜和，丸梧子大。每服五十丸，空心温酒服。(《奇效良方》)

久痢不止。严紧绝妙方：罂粟壳（醋炒）、金樱花、叶及子等分，为末。蜜丸芡子大。每服五七丸，陈皮煎汤化下。(《普济方》)

 花

【气味】同子。

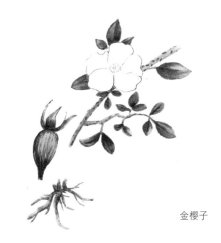

金樱子

【主治】止冷热痢，杀寸白虫，和铁粉研匀，拔白发涂之，即生黑者。亦可染须。(《大明》)

 叶

【主治】痈肿。嫩叶研烂，入少盐涂之，留头泄气。又金疮出血，五月五日采。同桑叶、苎叶等分，阴干研末敷之，血止口合，名军中一捻金。(时珍)

覆盆子

《别录》上品

释名 西国草、毕楞伽、大麦莓。

集解 〔时珍曰〕蓬蘽子以八九月熟，故谓之割田藨。覆盆以四五月熟，故谓之插田藨，正与《别录》五月采相合。二藨熟时色皆乌赤，故能补肾。其四五月熟而色红者，乃蘽田藨也，不入药用。陈氏所谓以茅莓当覆盆者，盖指此也。

【气味】甘，平，无毒。

【主治】益气轻身，令发不白。(《别

录》)

补虚续绝，强阴健阳，悦泽肌肤，

安和五脏，温中益力，疗痨损风虚，补肝明目。并宜捣筛，每旦水服三钱。（马志）

男子肾精虚竭，阴痿能令坚长。女子食之有子。（权）

食之令人好颜色。榨汁涂发不白。（藏器）

益肾脏，缩小便，取汁同少蜜煎为稀膏，点服，治肺气虚寒。（宗奭）

【发明】〔时珍曰〕覆盆、蓬蘽，功用大抵相近，虽是二物，其实一类而二种也。一早熟，一晚熟，兼用无妨，其补益与桑葚同功。若树莓则不可混采者也。

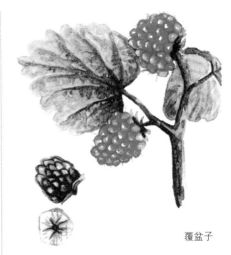

覆盆子

附方

阳事不起。覆盆子，酒浸焙研为末，每旦酒服三钱。（《集简方》）

 叶

【气味】微酸、咸，平，无毒。

【主治】挼绞取汁，滴目中，去肤赤，出虫如丝线。（藏器）

【发明】〔颂曰〕按崔元亮《海上集验方》：治目暗不见物，冷泪浸淫不止，及青盲、天行目暗等疾。取西国草，一名华楞伽，一名覆盆子，日曝干，捣极细，以薄绵裹之，用饮男乳汁浸，如人行八九里久。用点目中，即仰卧。不过三四日，视物如少年。禁酒、面、油物。

〔时珍曰〕按洪迈《夷坚志》云：潭州赵太尉母病烂弦痔眼二十年。有老妪云：此中有虫，吾当除之。入山取草蔓叶，咀嚼，留汁入筒中。还以皂纱蒙眼，滴汁渍下弦。转盼间虫从纱上出，数日下弦干。复如法滴上弦，又得虫数十而愈。后以治人多验，乃覆盆子叶也，盖治眼妙品。

 根

【主治】痘后目翳，取根洗捣，澄粉日干，蜜和少许，点于翳丁上，日二三次自散。百日内治之，久即难疗。（时珍）

附方

牙痛点眼。用覆盆子嫩叶捣汁，点目眦三四次，有虫随眵泪出成块也。无新叶，干者煎浓汁亦可。即大麦莓也。（《摘玄方》）

臁疮溃烂。覆盆叶为末。用酸浆水洗后掺之，日一次，以愈为度。（《直指方》）

芡实

《本经》上品

▌释名 鸡头、雁喙、水流黄。〔弘景曰〕此即今芳子也。茎上花似鸡冠，故名鸡头。〔颂曰〕其苞形类鸡、雁头，故有诸名。

▌集解 〔时珍曰〕芡茎三月生叶贴水，大于荷叶，皱纹如縠，蹙衄如沸，面青背紫，茎、叶皆有刺。其茎长至丈余，中亦有孔有丝，嫩者剥皮可食。

【气味】甘，平，涩，无毒。

【主治】湿痹，腰脊膝痛，补中，除暴疾，益精气，强志，令耳目聪明。久服，轻身不饥，耐老神仙。（《本经》）

止渴益肾，治小便不禁，遗精白浊带下。（时珍）

【发明】〔弘景曰〕《仙方》取此合莲实饵之，甚益人。

〔恭曰〕作粉食，益人胜于菱也。

〔颂曰〕取其实及中子，捣烂暴干，再捣筛末，熬金樱子煎和丸服之，云补

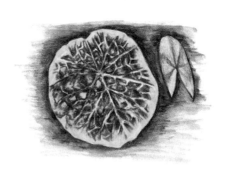

芡实

下益人，谓之水陆丹。

〔时珍曰〕按孙升《谈圃》云：芡本不益人，而俗谓之水流黄何也？盖人之食芡，必咀嚼之，终日嗫嗫。而芡味甘平，腴而不腻。食之者能使华液流通，转相灌溉，其功胜于乳石也。

【主治】止烦渴，除虚热，生熟皆宜。（时珍）

【气味】同茎。

【主治】小腹结气痛，煮食之。（士良）

附方

鸡头粥。益精气，强志意，利耳目。鸡头实三合（煮熟去壳），粳米一合煮粥，日日空心食。（《经验后方》）

四精丸。治思虑、色欲过度，损伤心气，小便数，遗精。用秋石、白茯苓、芡实、莲肉各二两，为末，蒸枣和，丸梧子大。每服三十丸，空心盐汤送下。（《永类方》）

分清丸。治浊病。用芡实粉、白茯苓粉，黄蜡化蜜和，丸梧桐子大。每服百丸，盐汤下。（《摘玄方》）

猬

《本经》中品

释名 彙、毛刺、蝟鼠。〔时珍曰〕按《说文》彙字篆文象形，头足似鼠，故有鼠名。

集解 〔时珍曰〕猬之头、觜似鼠，刺毛似豪猪，踡缩则形如芡房及栗房，攒毛外刺，尿之即开。《炙毂子》云：刺端分两头者为猬，如棘针者为虾。与《蜀》说不同。《广韵》云：似猬而赤尾者，名暨居。

皮

【气味】苦，平，无毒。

【主治】五痔阴蚀、下血赤白、五色血汁不止，阴肿，痛引腰背，酒煮杀之。(《本经》)

疗腹痛疝积，烧灰酒服。(《别录》)

治肠风泻血，痔病有头，多年不瘥，炙末，饮服方寸匕。烧灰吹鼻，止衄血。甚解一切药力。(《药性》)

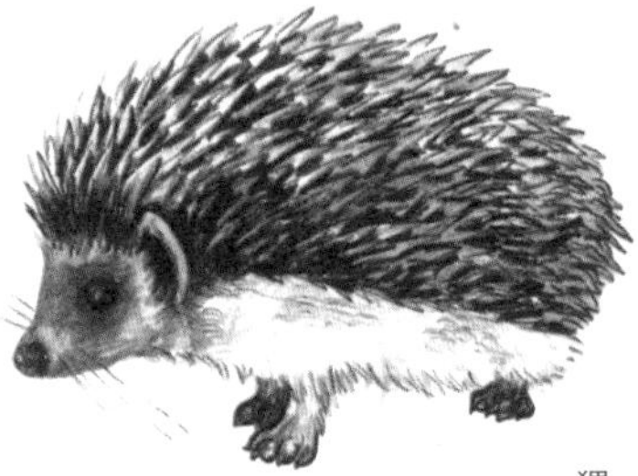

猬

附方

肠痔有虫。猬皮烧末，生油和涂。(《肘后方》)

肠风下血。白刺猬皮一枚(铫内煿焦，去皮留刺)，木贼半两(炒黑)，为末。每服二钱，热酒调下。(杨氏《家藏方》)

五色痢疾。猬皮烧灰，酒服二钱，(《寿域方》)

大肠脱肛。猬皮一斤(烧)，磁石(煅)五钱，桂心五钱，为末。每服二钱，米饮下。(叶氏《摘玄》)

反胃吐食。猬皮烧灰，酒服。或煮汁，或五味淹炙食。(《普济》)

小儿惊啼(状如物刺)。用猬皮三寸烧末，敷乳头饮儿。(《子母秘录》)

肉

【气味】甘，平，无毒。

【主治】反胃，炙黄食之。亦煮汁饮。又主瘘。(藏器)

胆

【主治】点目，止泪。化水，涂痔疮。(时珍)

附方

痘后风眼(发则两睑红烂眵泪)。用刺猬胆汁，用簪点入，痒不可当，二三次即愈。尤胜乌鸦胆也。(董炳《集验方》)

鸡冠

宋《嘉祐》

释名 〔时珍曰〕以花状命名。

集解 〔时珍曰〕鸡冠处处有之。三月生苗，六七月梢间开花，有红、白、黄三色。其穗圆长而尖者，俨如青葙之穗；扁卷而平者，俨如雄鸡之冠。

【气味】甘，凉，无毒。

【主治】疮痔及血病。（时珍）

【气味】甘，凉，无毒。

【主治】止肠风泻血，赤白痢。（藏器）

崩中带下，入药炒用。（《大明》）

【气味】同上。

【主治】痔漏下血，赤白下痢，崩中赤白带下，分赤白用。（时珍）

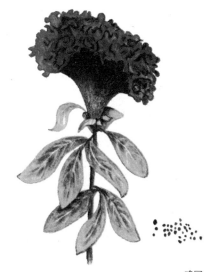

鸡冠

附方

粪后下血。白鸡冠花并子炒，煎服。（《圣惠方》）

五痔肛肿（久不愈，变成瘘疮）。用鸡冠花、凤眼草各一两，水二碗，煎汤频洗。（《卫生宝鉴》）

经水不止。红鸡冠花一味，晒干为末。每服二钱，空心酒调下。忌鱼腥猪肉。（孙氏《集效方》）

产后血痛。白鸡冠花，酒煎服之。（李楼《奇方》）